초급자를 위한
폴 스포츠

초급자를 위한 폴 스포츠

초판 1쇄 인쇄일 2021년 12월 15일
초판 1쇄 발행일 2021년 12월 30일

지은이 노소향
펴낸이 양옥매
교   정 조준경
모   델 노소향 한재원
촬   영 선주영 정영진
표지 디자인 표지혜 | **본문 디자인** 장한나

펴낸곳 도서출판 책과나무
출판등록 제2012-000376
주소 서울특별시 마포구 방울내로 79 이노빌딩 302호
대표전화 02.372.1537   **팩스** 02.372.1538
이메일 booknamu2007@naver.com
홈페이지 www.booknamu.com
ISBN 979-11-6752-084-5 (03510)

초급자를 위한
폴 스포츠

· 노소향 지음 ·

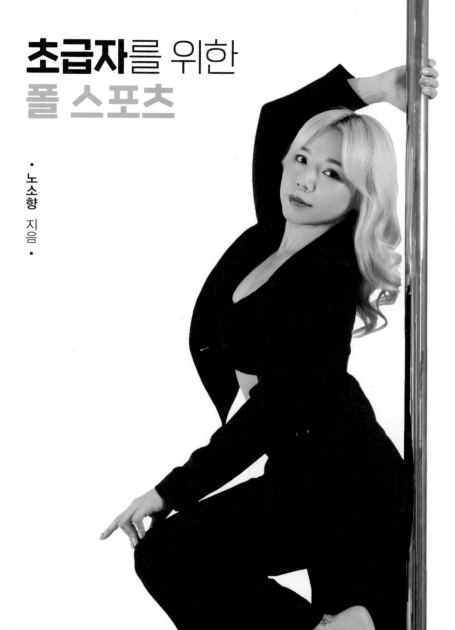

책과나무

(추천사)

김용권 PhD
본스포츠재활센터 대표원장, 전주대학교 운동처방학과 겸임교수

폴댄스는 전문가만이 할 수 있는 어려운 운동이 아닙니다. 일반인 누구나 할수 있으며, 폴댄스를 배우면서 신체 밸런스를 좋게 하고, 코어근육과 전신근력, 그리고 체지방도 줄여 주는 일석삼조의 효과가 있습니다. 충분한 준비운동을 시작으로 난이도 낮은 동작부터 차근차근 배우신다면 당신도 어느새 폴댄스 전문가가 될 수 있습니다. 꾸준한 연습을 통해 멋진 포즈를 만들어 보시고, 즐기는 폴댄스가 되었으면 합니다.

김미진
전주예수병원 외과 과장

폴 시작하면 필독! 내 인생은 폴을 타기 전과 폴을 타기 시작한 뒤로 나뉘는 것 같다. 삶에서 가장 큰 활력소가 되었고 자신감의 근원이 되었으며 늦더라도 결국 하면 된다는 당연하지만 새삼스러운 진실을 마주했다. 그렇지만 직업으로 인해 꾸준하게 수업을 듣지 못한 나에게 기초 폴 기술은 늘 갈급함이었던 것 같다. 부득이하게 5년이란 시간 동안 3번이나 학원이 바뀔 수밖에 없었고 가는 곳마다 다른 폴 기술의 이름도 사실 상당한 난관이었다. 이 책은 그런 나에게 기초를 단단히 해 주고 다른 폴러들과의 소통을 위한 단 하나의 자습서 같은 역할이다. 수많은 폴 비기너들에게 단비 같은 길잡이가 될거라 믿어 의심치 않는다!

김소리
요가테라피스트

그는 강인한 스포츠인이다. 그를 만나고 폴이 균형과 전신운동이라는 것을 인지하는 데 오랜 시간이 걸리지 않았다. 개인적으로도 폴이 대중들에게 외형에 치중되다 보니 운동적 효과에 대해 인식이 덜 된 점이 아쉬웠는데 그는 그것에 대해 꾸준히 이야기한다. 늘 현명하고 정실하다는 생각이 들어 존경스럽고, 관계에 있어서도 겸손하고 진솔해서 마음이 향하는 사람이다. 몸과 마음을 가꾸는 것에 진심인 그녀와 함께 있으면 그 자리가 늘 빛난다. 그의 남다른 추진력과 강한 리더쉽이 또 일을 낸 듯하다. 그의 출판을 축하하며 각별한 열정과 배려로 만들어진 이 책이 폴을 사랑하는 이들에게 도움이 될 것은 자명한 일이다. 이 책을 보는 여러분도 폴과 함께 빛나게 되실 겁니다.

권태신
전주기전대학교 뷰티디자인과 교수

건강한 아름다움을 유지하는 것이 하나의 로망이자 목표가 된 현대인들에게 있어 폴 스포츠는 건강과 아름다움이라는 두 마리 토끼를 잡기에 매우 적합한 운동이라 생각된다. 노소향 원장에게 폴댄스를 2년째 배우면서 중년의 체력 저하를 벗어나고 건강하고 탄력 있는 몸으로 폴 스포츠를 즐기는 시간은 나에게 있어 건강과 자신감 충전의 계기가 되었다. 폴 스포츠가 젊은이들만의 운동이라는 선입견을 벗어나 액티브 시니어 세대들에게도 충분히 도전해보고 즐길 수 있는 운동이라고 적극 권하고 싶다. 이 책을 통해 폴 스포츠를 한 걸음 한 걸음 이해한다면 좀 더 편안한 마음으로 폴의 세계에 입문할 수 있는 데 많은 도움이 되리라 생각한다.

최재규
블루밍스튜디오 원장, 폴 스포츠아트연맹 이사

폴 스포츠는 겉으로 보기에는 아무나 할 수 없을 것 같고, 진입장벽이 높아 보이지만 누구나 쉽게 배울 수 있고, 다양한 동작들을 내 것으로 만들면서 재미있게 근력과 유연성을 높일 수 있는 운동입니다. 이 책은 폴댄스를 갓 시작한 초보자들에게 도움이 많이 될 입문 서적으로 생소한 폴 명칭, 폴트릭들을 이해하기 쉽고 빠르게 사진으로 풀어냈습니다. '내가 하는 이 동작의 이름은 무엇일까? 이 트릭과 연결해서 할 수 있는 쉬운 동작들은 무엇이 있을까?' 라는 궁금증이 들 때 펼쳐 보면 좋을 것 같습니다.

김태미
TM폴댄스 대표

필리그란폴스튜디오에서 폴댄스 기초를 바탕으로 된 책을 출판한다는 소식을 들었을 때 너무 반가웠고 폴댄스를 처음 접하시는 분들에게 많은 도움이 되는 좋은 교본이 될 수 있을 거 같아 응원의 메세지 또한 보내지 않을 수 없었네요.^^ 늘 노력하고 발전하는 폴에 대한 열정이 가득한 필리그란폴스튜디오 나날이 더 발전하길 응원합니다. 화이팅~!

최성혁
부산 영도 크로스핏 지토 대표, 2019 폴 스포츠 세계선수권대회 한국국가대표

안녕하세요! 폴대장 최성혁입니다. 지금과 조금은 다른 더! 멋지고, 더! 아름답고, 더! 열정을 가질 수 있는 삶을 살아 보고 싶은 분께 꼭 한번 도전해 보시라! 감히 얘기드립니다. 폴 스포츠 운동으로 더 나은 다른 삶을 살아가십시오!

김리아
갓그립 대표, 국제폴 스포츠연맹(IPSF) 심판

"폴을 한 번도 경험해 보지 못한 사람은 있어도, 한 번 경험해 본 사람은 없다"는 말이 있을 정도의 매력을 소유한 폴 스포츠, 엄청난 성취감과 재미로 꾸준히 지속하여 실천할 수 있는 좋은 취미이자 운동입니다. 노소향 원장님의 "초급자를 위한 폴 스포츠"라는 서적을 통해 많은 분들이 폴 스포츠의 매력에 빠지시길, 그로 인해 대한민국의 폴 스포츠의 위상이 한층 더 나아가길 바라는 마음입니다. 출판 축하드립니다.

김선정
밀라폴댄스 원장, 밀라티브 대표

폴댄스에 대한 인식이 좋아지면서 폴을 접하시는 분들이 많이 늘었습니다. 폴을 처음 배웠을 때 동작 이해가 안 되는 부분들도 많았고, 폴에 관련한 단어들이 낯설었던 적이 많았습니다. 이 서적을 통해 처음 시작한 초보자분들이 폴과 보다 가까워지고 친숙해질 수 있을 거라 기대합니다.

김준근
나단 스튜디오 대표 'NPS', 폴&후프 프로필 전문 포토그래퍼

이 책은 한국어로 출시된 최초의 폴댄스/폴 스포츠 가이드북입니다. 그동안 정식 출간된 책을 찾을 수 없어서 목마름이 있었는데 이를 해소하는 책이 출간되어 기쁩니다. 이제 폴댄스를 시작하려는 많은 분들에게 큰 도움이 되고, 한국의 폴댄스 열풍에 기여하는 좋은 책이 되기를 바랍니다.

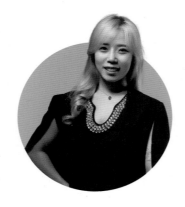

'저질 체력'은 '막강 체력'으로
'뻣뻣한 몸'은 '유연한 몸'으로
만드는 최고의 폴 스포츠!!

"몸의 근력이 없어서 병의 원인이 오는 것 같으니 근력운동을 하세요!" 몸이 안 좋던 나에게 의사선생님께서 말하셨다. 근력 운동은 헬스밖에 생각나지 않았고, 인터넷에 검색해 보니 '폴댄스가 근력 운동이다'고 소개되어 있어서 시작하게 됐다.

저혈압, 콜레스테롤이 높고 근력도 체력도 전혀 없었던 아픈 몸으로 폴댄스 운동을 시작했고 3개월, 6개월이 지나면서 몸의 변화가 찾아왔다. 병원 가는 횟수가 줄어들고 약을 먹지 않고도 체력이 높아지며 삶의 질까지 올라갔다.

대학 시절 생활체육과 에어로빅을 전공했고, 무도를 즐겨하던 나는 폴댄스가 대중적인 예쁘고 아름다운 운동이 아니라 파워풀하고 멋진 스포츠 종목이라는 걸 알았다.
요즘 사람들은 건강에 대한 관심은 높은 데 반해, 운동에 대한 올바른 지식을 가지고 있는 사람이 적다.

운동 부족으로 몸이 약해지면 몸을 바르게 움직일 수 없어 삶의 질이 떨어질 수 있다. 폴댄스를 하게 되면 운동의 재미와 기술 성공의 성취감, 그리고 근육이 생겨서 기초대사량이 높아져 건강한 체력과 유연성까지 일석삼조가 될 수 있다.

단, 건강을 위해 욕심을 버리고 비교를 하지 않으며 자신만 바라보고 배워 보자. 국가대표 선수가 되려고 하는가? 욕심 부리다 부상으로 인해 평생 고질병으로 달고 살 수 있다.

지루하지 않는, 중독성이 강한 폴댄스를 통해 일상생활의 삶과 질이 높아질 수 있다고 자부한다.

이 책에서 소개하는 폴댄스 기술은 현재 저희 센터에서 초급자를 대상으로 하는 과정으로 누구나 쉽게 따라 할 수 있다. 여러분의 고민이 해결되고 건강한 몸을 만들 수 있다면 더할 나위 없이 기쁠 것 같다.

'폴댄스가 아프고 힘들고 어렵다'고 생각하는 분들에게 남녀노소 누구나 할 수 있게 쓴 책이다.

필리그란폴스튜디오 대표 노 소향

추천대상

- 폴댄스가 궁금하고 처음 접하는 분
- 근력과 유연성을 함께 기르고 싶은 분
- 여러 운동에 지루함을 느껴 운동을 쉬고 있는 분
- 재미있고, 푹 빠질 수 있는 특별한 운동을 찾는 분
- 아름다운 선을 만들고 싶은 분
- 어깨결림, 허리통증 등 신체 부위에 통증이 있는 분

⟨ 이 책을 보는 방법 ⟩

난이도

기술의 난이도를 표시하며,
레벨 4까지 나누어져 있습니다.

폴 회전 유무

폴의 회전과 고정을 표시했습니다.
고정에서만 해야 하는 기술이 있
고, 고정된 상태로 연습 후 폴을 회
전 주며 연습하면 보다 쉽게 할 수
있습니다.

회전 : ↻
회전&고정 : ↻
고정 : 표시없음

팁

운동에도 요령이 있습니다.
노대표의 꿀팁!을 설명해 줍니다.

접촉 (Contact) & 시선

Ⓒ 폴과 피부가 만나는 부위를
설명해 줍니다. 접촉 지점이 다를
시 기술 성공이 안되거나 부상이
생길 수 있습니다.

👁 기술의 마무리는 시선으로 마
무리합니다.

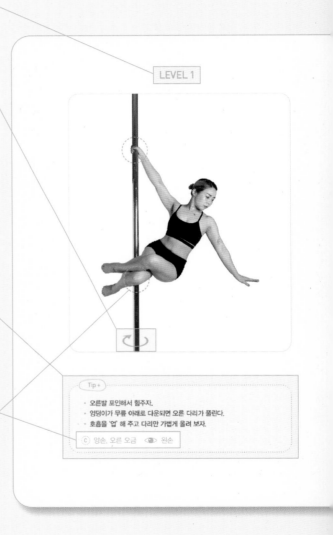

LEVEL 1

Tip +
· 오른발 포인해서 힘주자.
· 엉덩이가 무릎 아래로 다운되면 오른 다리가 풀린다.
· 호흡을 '업' 해 주고 다리만 가볍게 올려 보자.

Ⓒ 양손, 오른 오금 👁 왼손

이 책은 초급자를 위해 집에서도 할 수 있는 폴 스포츠 기술에 대한 설명을 실었습니다. 기술 설명 순서대로 팁과 포인트를 이해하며 따라 하면 보다 쉽게 기술 습득을 할 수 있습니다. 하루아침에 힘이 생기고 유연해지는 운동은 없습니다. 꾸준히 자신의 몸에 맞게 해 주면 폴 스포츠의 운동 효과가 나타날 것입니다.

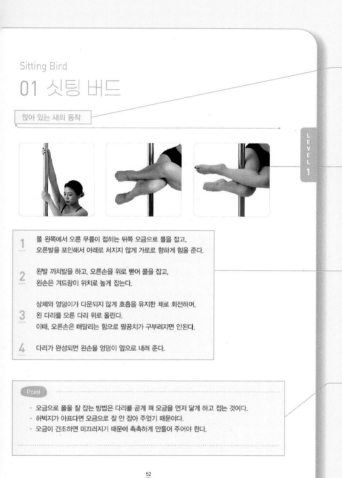

Sitting Bird

01 싯팅 버드

앉아 있는 새의 동작

LEVEL 1

1 폴 왼쪽에서 오른 무릎이 접히는 뒤쪽 오금으로 폴을 잡고,
   오른발을 포인해서 아래로 처지지 않게 가로로 향하게 힘을 준다.

2 왼발 까치발을 하고, 오른손을 위로 뻗어 폴을 잡고,
   왼손은 겨드랑이 위치로 높게 잡는다.

3 상체와 엉덩이가 다운되지 않게 호흡을 유지한 채로 회전하며,
   왼 다리를 오른 다리 위로 올린다.
   이때, 오른손은 매달리는 힘으로 팔꿈치가 구부러지면 안된다.

4 다리가 완성되면 왼손을 엉덩이 옆으로 내려 준다.

Point
· 오금으로 폴을 잘 잡는 방법은 다리를 곧게 펴 오금을 먼저 닿게 하고 접는 것이다.
· 허벅지가 아프다면 오금으로 잘 안 잡아 주었기 때문이다.
· 오금이 건조하면 미끄러지기 때문에 촉촉하게 만들어 주어야 한다.

52

기술 이름 설명

기술의 뜻과 의미를 설명합니다.

디테일

그립 또는 여러 방면에서 보이는 기술 사진을 추가로 보여 줍니다.

기술 순서 설명

유튜브 '필리그란TV'의 기술 설명 영상과 함께하시면 성공률 2배!

포인트

이 동작을 따라 할 때 꼭 알아야 하는 점을 알려 줍니다.

(차례)

01

폴 스포츠 개요

02

폴 스포츠 용품

03

폴 스포츠 그립

04

폴 스포츠 기술

LEVEL 1

LEVEL 2

LEVEL 3

LEVEL 4

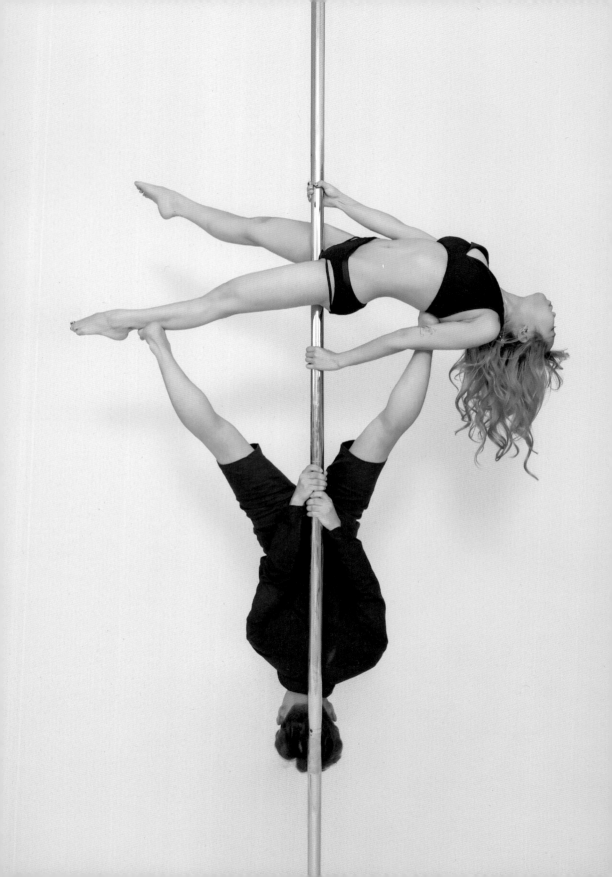

Pole Sports Overview

폴 스포츠 개요

1

폴 스포츠 개요

1. 폴 스포츠 정의

폴댄스(영어: Poledance, 문화어: 기둥 춤)란?

댄스 및 체조의 일종으로 수직기둥(pole)을 쓰고, 유연성과 근력을 구사하며 오르내리기 · 스핀 · 거꾸로 서기 등을 조합한 춤이며, 무용과 체조, 아크로바틱이 결합되어 음악과 무대 예술이 조합된 종합 예술 스포츠이다.

2. 폴 스포츠 유래

운동으로 폴의 사용은 800년 이상 된 인도의 전통적인 스포츠인 "말라 캄(Malla khamb)"으로부터 유래되어 레슬링의 훈련부터 발달한 기계 체조의 일종으로, 높이 2.6m의 나무 기둥을 사용한다. 또 1920년대 미국에서는, 떠돌이 광대가 텐트의 지주를 쓰고 춤을 수반하는 곡예를 한 것으로 알려졌으며, 1950년대쯤에는 천막 기둥에서 현재와 같은 댄스용 폴로와 폴의 퍼포먼스에 바레스크 댄스가 채용됐다. 단, 지주나 막대기를 이용한 곡예 자체는 그보다 이전부터 세계 각지에서 이루어지고 있으며, 넓은 의미에서는 장대를 쓴 곡예 자체는 존재하였다고 여겨진다.

최대 규모의 폴댄스 시연은 1968년에 미국 오리건주의 스트립 클럽 "머그 움프(Mugwump)"에서 있었던 벨 정글(Belle Jungles) 등의 시연이다. 1980년대 이후 스트립쇼나 고고 춤 또는 랩 댄스 등 댄스 폴이 넓게 편입되면서 1990년대에는 예술로서 폴댄스의 보급도 시작된 이후 대중적인 오락이나 운동, 경기 스포츠도 발달하였다.

2000년대 이후 국제폴스포츠연맹(International Pole Sports Federation. IPSF)의 출범과 함께 폴댄스는 기계 체조의 한 종목으로서의 발전을 위해 공식적으로 "폴 스포츠"라는 이름으로 명명하였다. 이후 세계반도핑기구(World Anti Doping Agency. WADA)의 서명국 가입, 세계생활체육연맹(The Association For International Sport for All. TAFISA)의 가입, 국제경기연맹총연합회(GAISF, 구SportAccord)로부터 Observer 지위를 획득하는 등 빠르게 올림픽 정식 종목 진출을 위해 성장하고 있다. 그리고 현재(2020년도 기준) 40개국의 연합국가 연맹 및 협회가 속해 있는 가장 큰 폴댄스 및 폴 스포츠 국제단체로 통하고 있다.

현 국제폴스포츠연맹(IPSF)의 회장인 Katie Coates는 2008년, "폴댄스는 단순한 댄스가 아닌 스포츠로서 무궁무진한 발전 가능성이 있고, 우리는 이것을 '폴 스포츠'라고 재명명하여 올림픽 스포츠로서 발전을 이루자"라는 캠페인을 진행한다.

그 당시 이 캠페인은 업계 종사자들의 폭발적인 반응을 불러일으키게 되었고, 그 결과 같은 뜻을 가진 유럽 13개 국가 협회와 함께 국제폴스포츠연맹(IPSF)이 설립. 이후 폴 스포츠는 경기 스포츠로서의 발전을 위해 국제체조연맹(FIG)과 함께 폴 스포츠에 대한 규칙 및 규정을 집필한다.

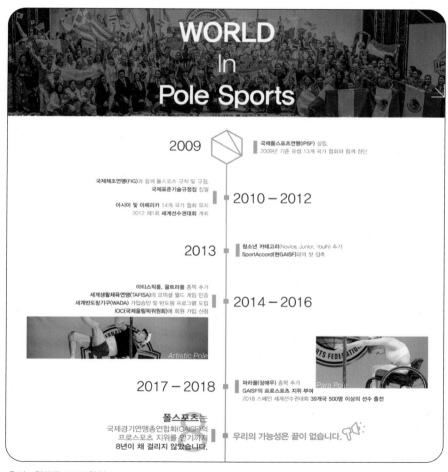

WORLD In Pole Sports

2009
국제폴스포츠연맹(IPSF) 설립.
2009년 기준 유럽 13개 국가 협회와 함께 창단

국제체조연맹(FIG)과 함께 폴스포츠 규칙 및 규정,
국제표준기술규정집 집필
아시아 및 아메리카 14개 국가 협회 유치
2012 제1회 세계선수권대회 개최
2010 - 2012

2013
청소년 카테고리(Novice, Junior, Youth) 추가
SportAccord(현GAISF)와의 첫 접촉

아티스틱폴, 울트라폴 종목 추가
세계생활체육연맹(TAFISA)의 오피셜 월드 게임 인증
세계반도핑기구(WADA) 가입승인 및 반도핑 프로그램 도입
IOC(국제올림픽위원회)에 회원 가입 신청
2014 - 2016

Artistic Pole

2017 - 2018
파라폴(장애우) 종목 추가
GAISF의 프로스포츠 지위 부여
2018 스페인 세계선수권대회 39개국 500명 이상의 선수 출전
Para Pole

폴스포츠는
국제경기연맹총연합회(GAISF)의
프로스포츠 지위를 얻기까지
8년이 채 걸리지 않았습니다.
우리의 가능성은 끝이 없습니다.

출처 : 한국폴스포츠협회

- 2010년 폴 스포츠 국제표준 기술 규정집 발표
- 2012년까지 총 27개 국가 협회를 유치
- 2012년 영국 런던 제 1회 세계폴스포츠선수권대회 개최
- 2013년 청소년 카테고리(현 Pre-Novice, Novice, Junior) 도입
- 2014년 아티스틱폴, 울트라폴 종목 추가
- 2015년 세계생활체육연맹(TAFISA)로부터 월드 게임 인증
- 2016년 세계반도핑기구(WADA)의 가입과 함께 반도핑 프로그램 도입
- 2017년 IOC의 피드백을 받아 장애인 종목인 파라폴 종목 추가
- 2017년 IOC의 가장 위 단계 산하기관인 국제경기연맹총연합회(GAISF)의 가입 승인과 동시에 지위 부여
- 2018년 에어리얼 후프 시범 종목 채택
- 2018년 스페인 타라고나 세계폴스포츠선수권대회에 총 39개 국가가 참여하며 세계에서 가장 큰 폴 대회라는 기록 달성
- 2019년 에어리얼 후프 종목 추가
- 2019년 캐나다 몬트리올 세계선수권대회에 총 40개 국가, 600명의 선수 관계자가 참가하였고, 109,000명의 라이브 스트리밍 시청자를 기록하며 전년도 기록을 갱신
- 2019년 11월 GAISF의 재갱신 성공

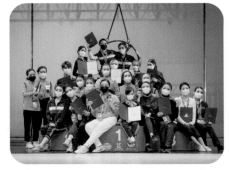

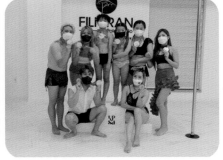

출처 : 한국폴스포츠협회   출처 : 필리그란폴스튜디오 2021년 선수

3. 폴 스포츠 종류

01. 폴 스포츠(Pole Sports)

기계체조, 경기 에어로빅의 요소들이 많이 포함돼 폴 테크닉을 시간 유지 또는 720°회전을 정확하고 깔끔하게 표현한다. 즉, 기술 표현에 초점을 둔다.

02. 폴 아트(Pole Art)

음악과 함께 기술 완성뿐만 아니라 무용, 아크로바틱 등의 요소들을 가미하여 예술적으로 표현하는 장르이다. 즉, 기술 표현보다는 전체적인 폴과의 어울려지는 창의예술성에 초점을 둔다. 자유로운 표현의 장점이 있지만 객관적인 시각보단 주관적인 시각이 더 크다.

03. 이그조틱(Exotic)

"이국적인"이라는 뜻으로 여성성을 가장 강하게 나타내는 종류이다. 폴에 매달려 동작을 하기보다는 바닥에서 진행하는 플로우가 주로 진행된다. 다소 자극적이고 여성적인 움직임으로 대중들이 "봉춤"이라고 인지하고 있는 부류의 장르라고 볼 수 있다. 높은 힐을 신고 하는 것이 일반적이며, 아크로바틱과 비슷한 동작을 진행하며 화려한 의상을 사용한다.

04. 맨 폴(Man Pole)

대부분 폴댄스 운동을 여성들만 하는 운동의 일부라고 생각할 수 있다. 그러나 아크로바틱 (Acrobatic)과 연관된 맨폴 또한 대중화되고 있는 추세이다. 남자들이 폴댄스 운동을 하게 될 경우 여성들에 비해 근력이 좋으므로 근력을 필요로 하는 기술이 가능하다. 이에 반해 유연성을 필요로 하는 동작들은 여성들에 비해 부족한 편이다.

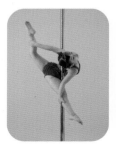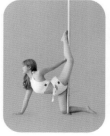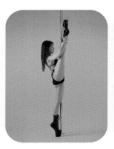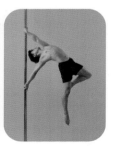

출처 : 필리그란폴스튜디오

4. 폴 스포츠 효과 및 장점

01. 셀룰라이트(cellulite) 제거

- 폴 스포츠는 짧고 딱 붙는 옷을 입기 때문에 폴에 닿는 피부의 면적이 최대화되고, 피부와 폴의 마찰이 매우 많이 발생한다.
- 폴과 피부의 마찰로 인해 직접적으로 자극되는 부위의 셀룰라이트(수분, 노폐물, 지방 따위로 구성된 물질이 신체의 특정한 부위에 뭉쳐 있는 상태) 제거에 매우 효과적이다.

02. 전신 근력 강화, 유연성과 지구력 증가

- 폴 위에 매달려야 하는 운동이기 때문에 전신 근력 강화에 매우 효과적이다.
- 전완근(아래팔 근육), 광배근(넓은 등 근육), 어깨와 등, 복부 근력이 강화된다.
- 운동 시작 전 꾸준한 스트레칭과 폴 위에서 반 무중력 상태의 기술로 인해 유연성이 뛰어나게 증가한다.
- 공연 또는 경기 시간 내내 계속 회전하는 폴 위에서 작용하는 원심력과 중력에 반하여 매달리는 일은 고도의 지구력과 근력을 요한다.

03. 빠져나올 수 없는 성취감

- 시간 투자와 열정의 노력으로 폴 동작을 성공할 때마다 그로 인한 성취감은 폴 스포츠에 빠져들게 만든다.
- 기존의 반복적인 운동과 달리 다양하고 새로운 동작들로 재미있고 지루하지 않게 오래 할 수 있는 운동이다.

04. 관절에 무리 없는 실내운동

- 폴 기술들이 공중에서 하거나 뒤집어져서 하는 기술이 많아 관절에 부하가 가는 일이 없으며 관절의 가동범위를 증가시킨다.
  *관절 가동범위란, 관절이 움직일 수 있는 범위를 말한다.

5. 폴 스포츠 부상 위험 부위

01. 손목

현대사회의 신 질병인, 손목터널증후군을 앓고 있는 많은 사람들이 손목 근력을 강화하지 않은 채 본인 몸무게에 달하는 무게를 버티다 손목에 무리가 온다.

- 손목 부상을 최소화하기 위해서는 온몸에 힘을 빼 폴에 매달리며 손목 근력 강화 운동을 충분히 해 준다.
- 손목이 과도하게 꺾이지 않게 그립을 올바르게 잡아야 한다.
- 운동 전에 반드시 충분한 손목 스트레칭을 하는 것이 좋다.
- 운동 중에는 적당한 휴식과 손목이 아플 시에 중단하고 쉬어야 할 것을 권한다.

02. 어깨

기술 난이도가 올라갈수록 근력과 유연성이 필요로 하면서 쉽게 부상하는 두 번째 부위는 어깨이다. 공부를 오랫동안 했거나 구부정한 자세로 컴퓨터로 일하는 직업, 직장인들에게 흔한 퇴화성된 어깨 회전근에 부상이 생긴다.

- 어깨 회전의 가동범위를 체크해서 무리하지 않게 기술 연습을 한다.
- 쉽게 늘어나지 않는 어깨 유연성 강화 운동은 매일 꾸준하게 늘려 주는 스트레칭을 한다.
- 수건돌리기, 요가 밴드 활용하기, 의자 및 벽을 활용하기 등등

03. 발목

폴에서 내려오다 손에 힘이 빠져 예상하지 못한 착지 과정에 발을 헛디디면서 발목 및 발가락, 발뒤꿈치 인대가 늘어나거나 골절에 부상 노출이 많다.

- 발목 돌리기, 발끝 포인, 플렉스 등 충분한 스트레칭을 한다.
- 낙상 방지를 위해 안전 매트를 사용한다.
- 바닥에 발이 닿을 때까지 긴장을 놓지 않고 끝까지 힘을 유지하며 내려온다.

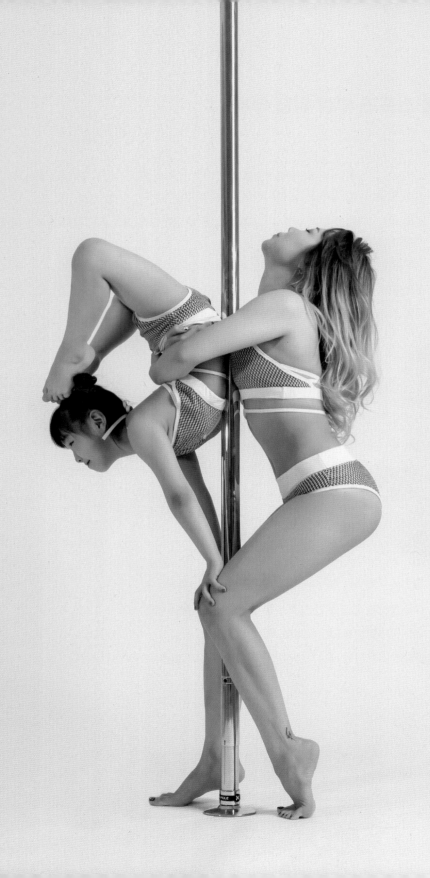

Pole Sports Equipment

폴 스포츠 용품

2

폴 스포츠 용품

1. 폴

폴의 지름은 한 손으로 편하게 잡도록 주로 4.5cm이지만, 사용자에 따라서 4.0cm와 5.0cm의 폴 또한 사용할 수 있다.

01. 폴 기능

폴에는 2가지 기능이 있고, 고정식 폴(static pole)과 회전식 폴(spinning pole)이 있다.

① 고정식 폴(static pole)

고정식 폴의 경우 폴 설치부의 토대가 고정된 타입으로 폴 기둥 하부에 볼 베어링을 잠가서 축을 고정한다. 회전하지 않는 폴을 잡고, 올라가서 기술을 구현하거나 몸 자체의 반동을 이용하여 회전한다. 하지만 몸 자체의 반동을 통해 회전을 구현하기 때문에 폴과의 마찰로 인한 열상이 발생할 수 있으니 주의하는 것이 좋다. 이러한 특성을 살린 연기를 하기에 적합하다.

② 회전식 폴(spinning pole)

회전식 폴은 폴 하단 부분에 볼 베어링을 풀어 폴을 회전할 수 있도록 한다. 폴 자체가 회전하기 때문에 고정식 폴보다 쉽게 매달릴 수 있다. 하지만 초보자의 경우 회전의 속도를 스스로 조절할 수 없으므로 멀미감을 느낄 수도 있으니 주의하는 것이 좋다. 회전식 폴은 동작 연결 위주의 회전을 살린 연기가 가능하다.

02. 폴 종류 (출처 : X-Pole)

폴 종류에는 크롬, 스테인리스 스틸, 브라스, 티타늄 골드, 파우더 코팅, 실리콘이 있다.

03. 폴 용도 (출처 : Pole 8)

폴을 용도별로 나눈다면 크게 홈 폴, 학원 폴, 대회 폴, 스테이지 폴로 나눌 수 있다.

• X—Pole을 기준으로 알아보자 •

Chrome - 40mm & 45mm

Stainless Steel - 40mm & 45mm

Brass - 40mm & 45mm

Titanium Gold - 40mm & 45mm

Powder Coated (Black) - 40mm & 45mm

Powder Coated (White) - 40mm & 45mm

Powder Coated (Pink) - 40mm & 45mm

Silicone (Black) - 45mm

Silicone (Pink) - 45mm

① 크롬

강철 폴에 크롬 코팅을 한 폴이며, 보편적으로 가장 많이 사용하는 폴로 도금 처리되어 있다.
대중적으로 가장 많이 사용되며, 장소에 구애받지 않고 설치할 수 있다.

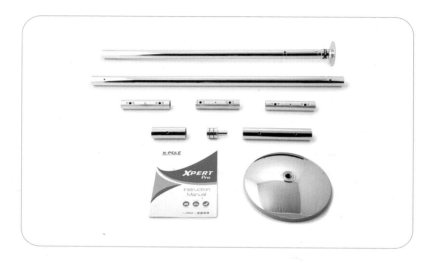

② 스테인리스 스틸

알레르기가 있는 사람에게 적합하며, 다른 폴들에 비해 비교적 미끄럽다.
내구성과 안정성이 가장 뛰어난 폴이다.

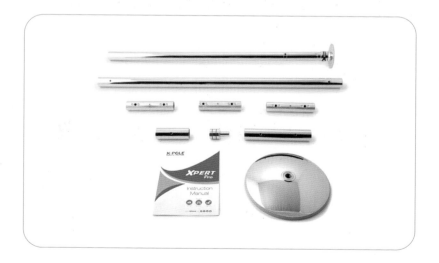

③ 브라스

스테인리스 스틸 폴과 같이 알레르기 있는 사람에게 적합하다.
도금한 표면 마감이 아닌 동 재질의 폴이며, 주변 온도가 높을수록 그립력이 강화된다.

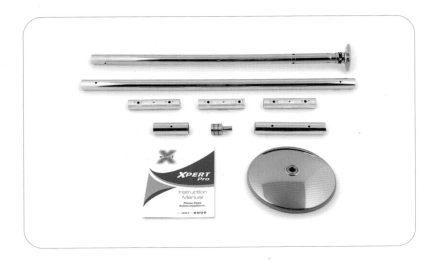

④ 티타늄 골드

크롬 폴에 전자적 코팅 처리를 하여 접지력과 그립력을 강화한 폴이다.

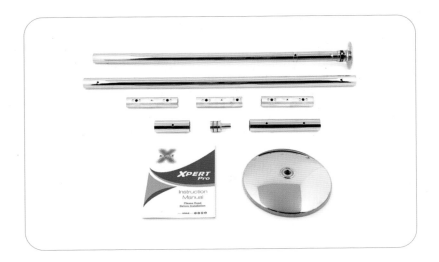

⑤ 파우더 코팅

일반 강철에 특수 페인트를 입힌 제품으로 피부가 예민한 분들께 추천한다.
사용감이 많아질수록 그립감이 높아지는 제품이기 때문에 그립제의 사용량을 줄일 수 있다.

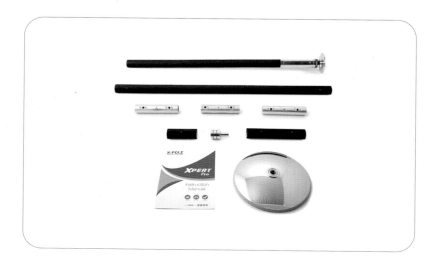

⑥ 실리콘

알레르기 있는 사람에게 적합한 폴이다.
폴의 표면에 실리콘 처리가 된 제품으로 옷을 입고 폴을 탈 수 있을 만큼 그립력이 강하다.

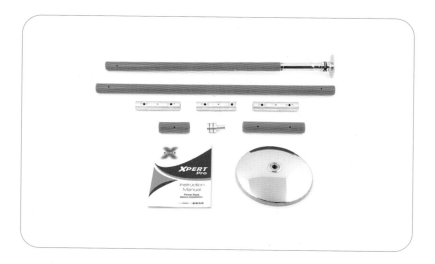

(폴 용도)

· Lupit Pole을 기준으로 알아보자 ·

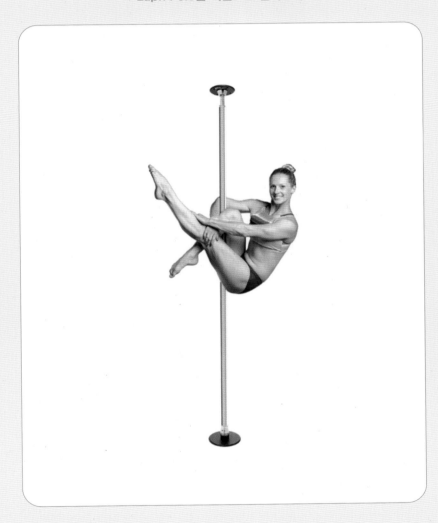

① 홈 폴

설치하기 위해 천장이나 바닥에 구멍을 뚫을 필요가 없이 빠르게 설치할 수 있다.

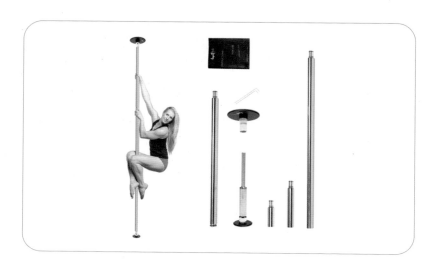

② 학원 폴

사용자가 원하는 길이로 최대 4.2m 높이까지 1피스 폴로 제작할 수 있다.
전체적으로 이음새가 없고, 매끄럽다.

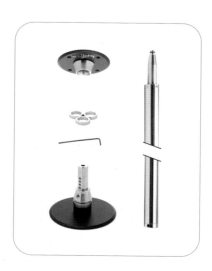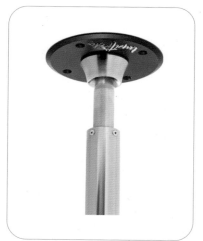

③ 대회 폴

폴의 높이는 4,000mm, 지름은 45mm, 트러스 시스템의 높이는 4,140mm가 되어야 한다.

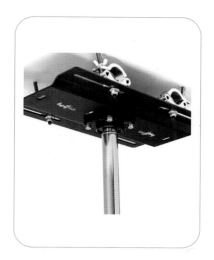 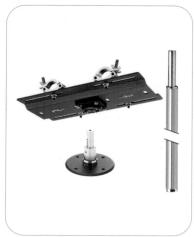

④ 스테이지 폴 (출처 : X-Pole)

조립, 해체, 운반이 용이하여 실내/외에서 공연무대로 사용할 수 있는 휴대용 폴이다. 밑판의 높이가 낮고 높고의 차이로 스탠다드와 라이트로 나뉜다.

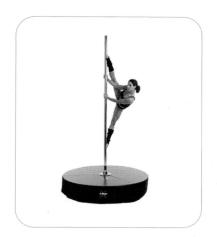 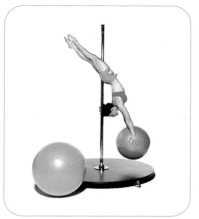

• 스탠다드 •   • 라이트 •

2. 안전 매트

폴 안전 매트는 낙상 시 큰 부상으로 이어지지 않게 해 주는 필수 아이템이다.

01. 안전 매트 필요성

입문 단계에서는 조심히 하지만 익숙해지기 시작하면 긴장이 풀려 간혹 낙상하는 경우가 있다. 딱딱한 바닥에서의 낙상은 발가락부터 골반, 허리, 척추, 손목, 목까지 골절 부상이 흔하다. 안전 매트를 항상 습관화하여 부상 없는 운동을 하자. (*부상 위험 부위 p.23)

02. 안전 매트 기능 (출처 : X-Pole)

- 반달 모양인 매트가 1개로 합쳐지게 벨크로로 고정한다.
- 매트 두께는 약 10cm 이상으로 쿠션감이 좋고, 복원력이 뛰어나 충격 흡수에 도움이 된다.
- 고급 재질로 생산하여 오랫동안 사용해도 쉽게 꺼지지 않는 매트로 내구성이 뛰어나다.

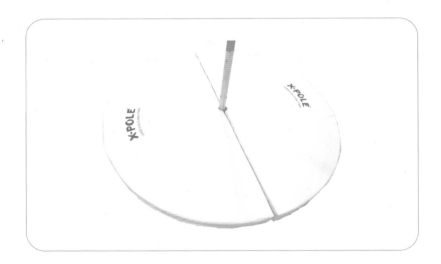

Tip +

- 안전 매트 구매가 어려울 시 놀이방 매트, 알집 매트, 접이식 매트리스를 사용해 보자.

3. 알로에

폴과 피부의 마찰력으로 기술을 구사하는 데 컨택되는 피부가 건조하면 아무리 힘을 줘도 미끄러집니다. 건조한 피부인 사람들에게 없어서 안 되는 필수품입니다.

01. 종류

튜브형과 스프레이형, 펌프형, 뚜껑 분리형이 있는데 각자 쓰기 편한 걸 사용하시되 젤 형태로 되어 있는 알로에를 처음 바르시고 폴을 타면서 중간중간에는 뿌리는 스프레이형을 사용하시면 가장 촉촉하면서 쫀쫀하게 폴 타기 좋습니다.

- 알로에 함유가 100%인 제품은 피부에 그대로 흡수해버려서 금방 건조해집니다.
- 알로에 함유가 92%~98%인 제품을 추천해드립니다.

02. 많이 사용되는 부위

양 무릎 안쪽, 양 허벅지 안쪽, 양 다리오금, 엘보 그립 사용 시 엘보, 오른 겨드랑이 쪽 옆

알로에를 사용할 때 꼭 체크해야 하는 필수조건

✓ 땀이 많거나 피부가 촉촉한 분들이 바르면 너무 쫀쫀해져 살이 쓸리니 바르시면 안 됩니다.

✓ 피부에 흡수가 되지 않은 채로 폴 위에 올라가시면 바로 미끄러집니다!

✓ 컨택 부위에 꼭 손으로 흡수되게 발라 주시고 쫀쫀하게 톡톡 두드려 주세요!

(Tip +)

- 폴 타면서 쓸렸던 부위에 차가운 알로에를 바르시면 진정 효과를 볼 수 있습니다.

---

4. 그립제

폴 스포츠 필수 준비물로 빠질 수 없는 그립제이다.
피부와 폴이 맞닿아 힘과 마찰로 하는 운동이라 땀이 나면 주르륵 미끄러지는데 땀을 말려
주는 제품을 그립제라고 한다. 많이 쓰는 제품으로 갓 그립, 엑스 드라이, 피디나인 등이 있
고 손에 땀이 많은 정도에 따라 본인에게 맞는 제품을 잘 선택해서 쓰면 좋다.

01. 갓 그립(Got Grip)

한국 제품의 액체형 그립제

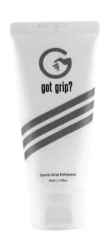

- 국제폴 스포츠연맹 국제심판이 직접 개발 및 유통
- 한국 제품의 젤 타입 그립제
- 강력한 그립력 보유
- 저온 보관 시 내용물 분리 현상 무
- 피부에 순한 화장품 성분으로 이루어진 화장품으로 분류된 제품
- 국제폴스포츠연맹(IPSF) 인증 제품
- 사용 후, 세정력이 탁월하고 머리에 엉키지 않음

02. 엑스 드라이(X-Dry)

영국 제품으로 젤 타입(고체형) 그립제

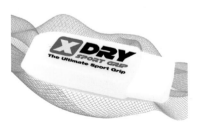

- 영국 엑스폴 본사에서 개발한 젤 타입 그립 제품
- 폴댄스 전용 미끄럼 방지 젤
- 인체에 무해한 성분으로 제조된 그립 제품
- 분말 날림현상이 없어 장소와 의상에 구애받지 않음
- 그립 제품 중 가장 빠르게 흡수됨

03. 피디나인(PD9)

일본 제품으로 액체형 그립제

- EWG 1등급 알루미나 주성분 사용
- 암 유발 우려 물질 SD alcohol 40 무첨가
- 우리나라 기후에 맞춘 제품 업그레이드
- 가루 날림, 백탁현상 zero 미세먼지 발생 no!
- 일본 라쿠텐, 아마존 액상 그립 Ranking Top
- 2020도쿄올림픽 정식종목 클라이밍 전용 그립

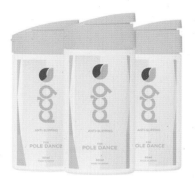 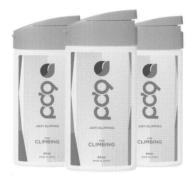

5. 폴 웨어

폴 스포츠는 꼭 노출이 많은 운동인가? 비키니를 입어야만 할 수 있는 것인가?
많은 사람이 궁금해하고 그 선입견 때문에 입문하기도 꺼려질 수 있다. 입문, 초급일 때는 부담 없이 할 수 있지만, 난이도가 올라갈수록 노출이 있는 의상을 입어야 기술을 연마할 수가 있다. 그때면 이미 자연스럽게 폴 웨어를 찾을 것이다.

01. 단계별 복장

① 초급단계 : 악력과 오금의 마찰력

반소매나 민소매, 짧은 반바지

② 중급단계 : 악력, 오금, 엘보, 겨드랑이, 허벅지 안쪽의 마찰력

크롭티, 스포츠브라나 베이직한 팬츠, 하이 웨스트 팬츠

02. 탑 종류

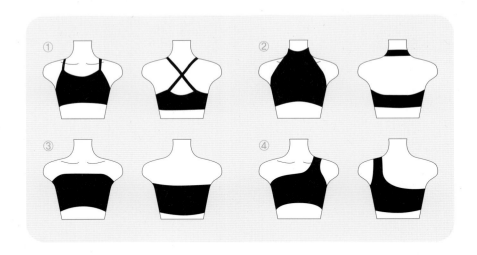

① 브라 탑 : 양어깨에 끈을 활용해 브래지어 모양으로 가장 익숙한 디자인이다.

② 홀터넥 탑 : 목 뒤를 감싸 주는 모양으로 뒤집힌 기술을 할 때 제일 노출 위험이 없다.

③ 튜브 탑 : 원통형으로 몸에 딱 붙고 어깨가 모두 드러나서 노출이 가장 많다.

④ 원숄더 탑 : 한쪽 어깨에서 대각선으로 내려가 반대쪽 어깨가 드러나는 디자인이다.

03. 팬츠 종류

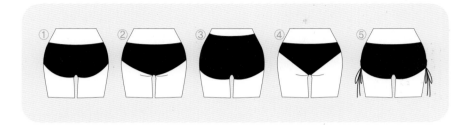

① 베이직 삼각 : 힙 라인의 2/3를 감싼다.

② 셔링 : 힙 라인의 1/2을 감싼다.

③ 하이 웨스트 : 배꼽 위에서부터 힙 라인을 전체적으로 감싼다.

④ 치키 : 힙 라인의 1/3을 감싼다.

⑤ 스트링 : 힙 라인을 전체적으로 감싸며 옆 라인을 날씬하게 만든다.

폴 웨어를 선택할 때 꼭 체크해야 하는 필수조건

✓ 신축성 : 유연성이 필요한 동작에서 신축성이 따라 주지 않으면 피부에 마찰이 올 수 있다.

✓ 착용감 : 기본적인 원단의 촉감과 옷감이 들뜨지 않는 인체 각선미에 어울리는 디자인이 맞아
　　　　　 떨어졌을 때 만족하는 착용감을 가질 수 있다.

(Tip +) ···

• 팬츠를 입을 때, 이너 팬티 또는 팬티 라이너를 사용하면 위생적이다.

(폴 웨어 사이트 모음)

캘리스포츠

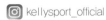 kellysport_official

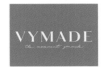

비메이드

vymade_official

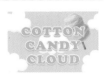

코튼캔디클라우드

cottoncandycloud_official

밀라티브

milative_official

끌림

cclim_polewear

소냐레바이

sognareby

바비핏

bobbyfit_

시퀀스

sequence_seoul_

게이즈

gaze_polewear

*더 많은 폴 웨어 사이트를 원하시면 오른쪽 QR코드를 통해 확인해 주세요. ▶

터프쿠키

 toughcookieapparel.kr

미뉴엣

menuet_official

로뮤

romu_polewear

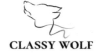

클래시울프

classywolf.polewear

폴핏

polefit_wear

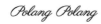

폴랑폴랑

polangx2_polewear

한스빌리

hansbilly128

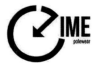

타임폴웨어

time_polewear

솔블랑

solblanc_official

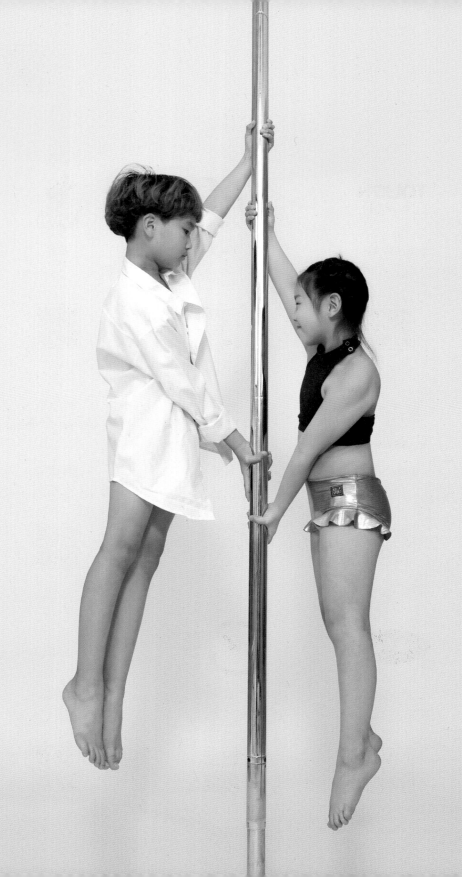

Pole Sports Grip

폴 스포츠 그립

3

폴 스포츠 그립

1. 손 위치

① 텀즈 업 그립(Thumb Up Grip) : 엄지손가락이 위를 향하게 잡는다.

② 텀즈 다운 그립(Thumb Down Grip) : 엄지손가락이 아래를 향하게 잡는다.

③ 컵 그립(Cup Grip) : 엄지손가락부터 약지손가락까지 모두 붙여서 컵 모양으로 잡는다.

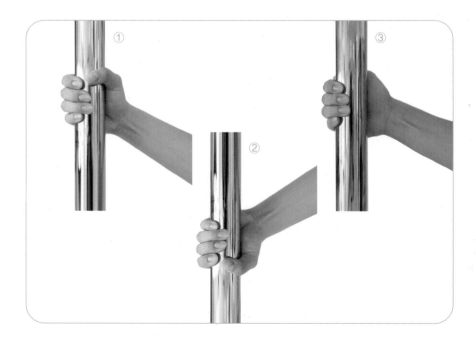

2. 베이직 그립(Basic Grip)

스플릿 그립(Split Grip)이라고도 하며, 텀즈 업 또는 텀즈 다운 그립으로 양손을 이용해 잡는다.

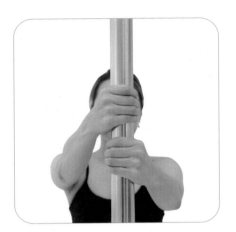

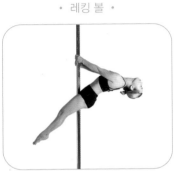

• 레킹 볼 •

3. 와이드 베이직 그립(Wide Basic Grip)

양손 모두 텀즈 업 그립이며, 한쪽 팔은 최대한 펴 있는 상태로 다른 팔은 구부려서 잡는다.

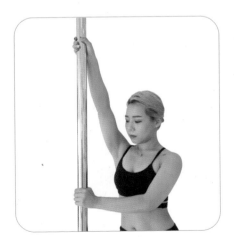

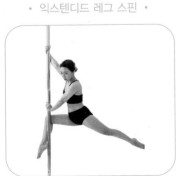

• 익스텐디드 레그 스핀 •

4. 트위스티드 그립(Twisted Grip)

손목을 몸 안쪽으로 360° 비틀어서 잡는다.

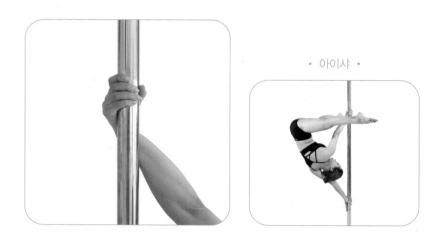

• 아이샤 •

5. 브라켓 그립(Bracket Grip)

텀즈 다운 그립에서 검지 손가락을 펴 손바닥으로 폴을 밀어내며 잡는다.

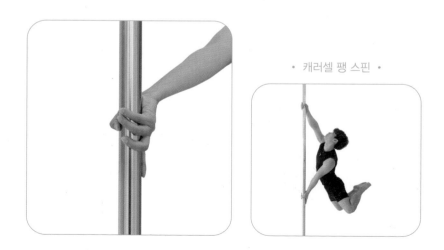

• 캐러셀 팬 스핀 •

6. 구스넥 그립(Gooseneck Grip)

일명 '거위 목' 그립, 베이직 그립에서 팔꿈치가 엄지손가락 방향으로 살짝 기울여 폴을 밀어내며 잡는다.

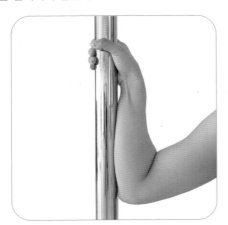

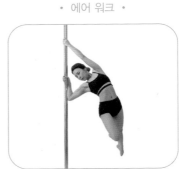

· 에어 워크 ·

7. 엘보 그립(Elbow Grip)

팔꿈치 안쪽을 사선 위에서 아래로 갈고리처럼 폴을 잡아당긴다.

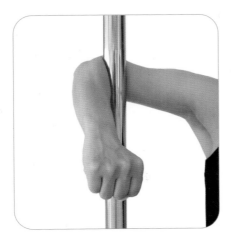

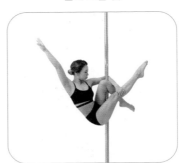

· 엘보 그립 싯 ·

8. 퍼니 그립(Funny Grip)

검지와 중지 사이를 벌려서 잡는다.

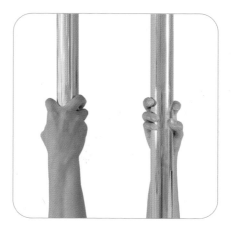

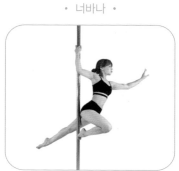

· 너바나 ·

9. 백 서포트(Back Support)

바깥쪽 팔은 등 뒤에서 몸을 지탱하며 폴을 잡고, 안쪽 팔은 베이직 그립으로 잡는다.

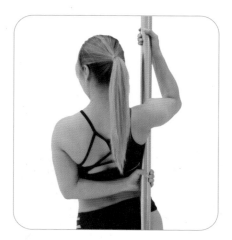

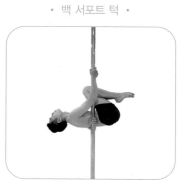

· 백 서포트 턱 ·

10. 언더암 그립(Underarm Grip)

한쪽 겨드랑이로 깊숙이 잡는다.

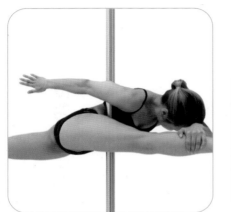

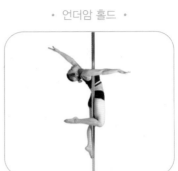

• 언더암 홀드 •

11. 이구아나 그립(Iguana Grip)

몸 뒤로 양손을 베이직 그립으로 잡는다.

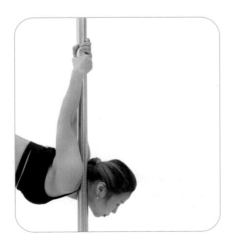

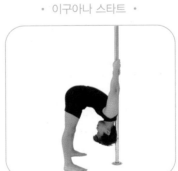

• 이구아나 스타트 •

12. 포어암 그립(Forearm Grip)

팔뚝으로 폴을 감싸서 잡는다.

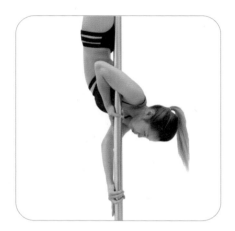

· 포어암 그립 풋 홀드 ·

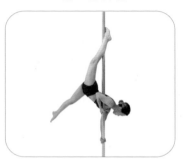

13. 플래그 그립(Flag Grip)

한쪽 팔꿈치는 굽힌 채 겨드랑이와 손으로 폴을 잡고, 다른 손은 원하는 위치에 고정한다.

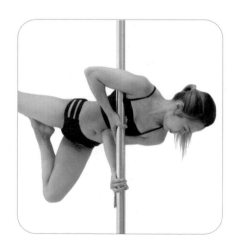

· 플래그 그립 사이드 어티튜드 ·

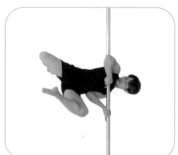

14. 리버스 엘보 그립 비하인드(Reverse Elbow Grip Behind)

엘보 그립으로 상완이두근(펴는 근육)을 등 뒤에서 아래로 잡는다.

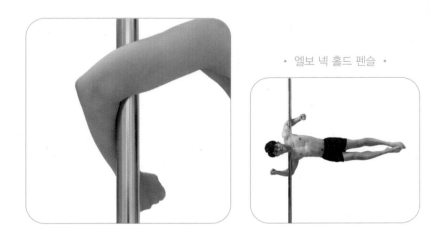

· 엘보 넥 홀드 펜슬 ·

15. 리버스 엘보 그립 오버헤드(Reverse Elbow Grip Overhead)

엘보 그립으로 상완이두근(굽히는 근육)을 머리 뒤에서 위로 잡는다.

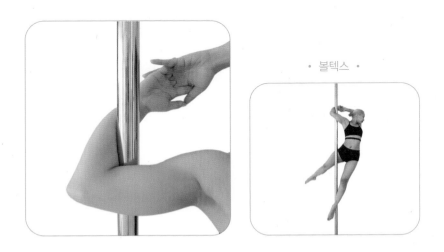

· 볼텍스 ·

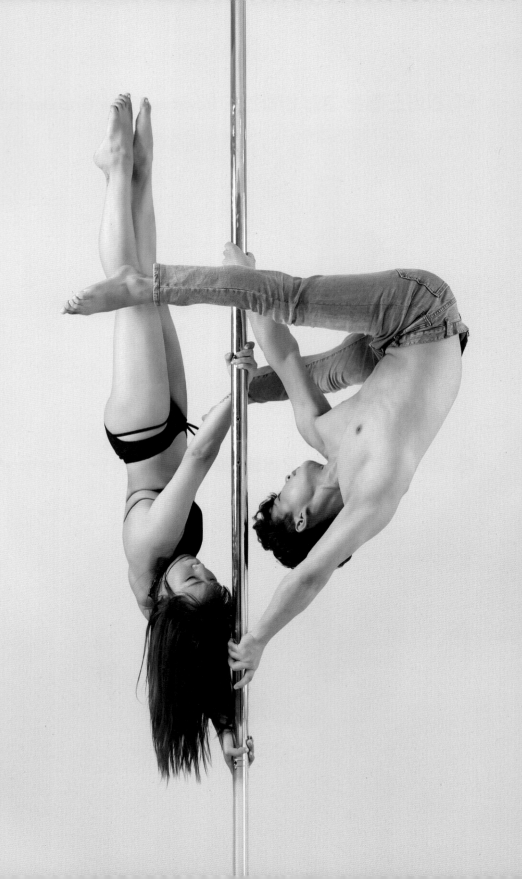

Pole Sports Tricks

폴 스포츠 기술

4

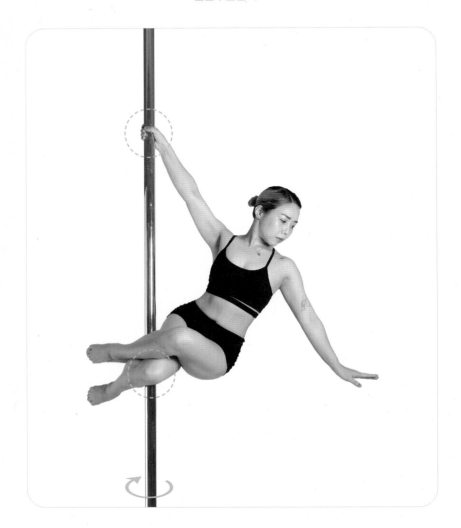

- 오른발 포인해서 힘주자.
- 엉덩이가 무릎 아래로 다운되면 오른 다리가 풀린다.
- 호흡을 '업' 해 주고 다리만 가볍게 올려 보자.

Ⓒ 오른손, 오른 오금   👁 왼손

Sitting Bird
01 싯팅 버드

앉아 있는 새의 동작

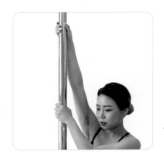 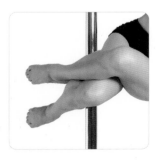 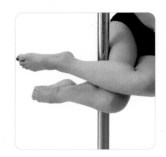

1 폴 왼쪽에서 오른 무릎이 접히는 뒤쪽 오금으로 폴을 잡고,
오른발을 포인해서 아래로 처지지 않게 가로로 향하게 힘을 준다.

2 왼발 까치발을 하고, 오른손을 위로 뻗어 폴을 잡고,
왼손은 겨드랑이 위치로 높게 잡는다.

3 상체와 엉덩이가 다운되지 않게 호흡을 유지한 채로 회전하며,
왼 다리를 오른 다리 위로 올린다.
이때, 오른손은 매달리는 힘으로 팔꿈치가 구부려지면 안된다.

4 다리가 완성되면 왼손을 엉덩이 옆으로 내려 준다.

Point

· 오금으로 폴을 잘 잡는 방법은 다리를 곧게 펴 오금을 먼저 닿게 하고 접는 것이다.
· 허벅지가 아프다면 오금으로 잘 안 잡아 주었기 때문이다.
· 오금이 건조하면 미끄러지기 때문에 촉촉하게 만들어 주어야 한다.

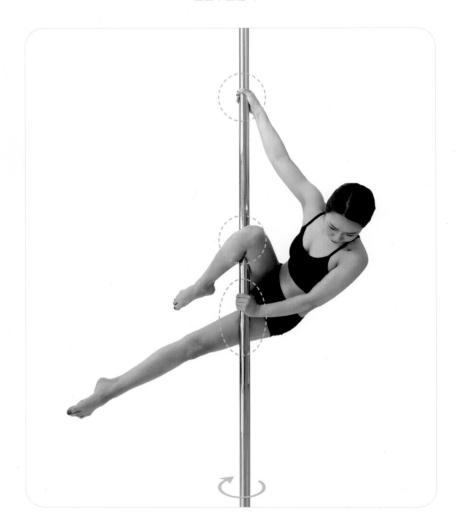

Tip +

· 왼손으로 폴을 밀어 주며 허리를 펴 주자.

ⓒ 양손, 오른 다리오금, 왼 앞 허벅지　👁 아래/앞

02 니 훅 스핀

무릎으로 걸어서 회전하는 동작

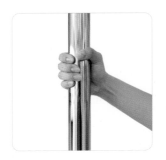 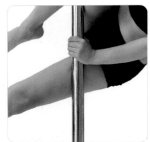

1 오른 다리를 골반보다 최대한 높게 오금으로 걸어 잡고,
오른손은 머리 높이 한뼘 위로 잡는다.

2 상체를 살짝 숙여 왼손을 무릎에서 한뼘 아래 위치로 엄지손가락이 위를 향하게 잡는다.

3 몸을 앞으로 넘어지며 왼쪽 다리를 무릎과 허벅지 사이로 폴이 닿게 하여
발을 떼어 포인한다.

Point

· 싯팅 버드에서 왼 다리를 오른 다리 밑으로 걸어 주면 다른 버전의 니 훅 스핀이 된다.
· 응용 동작 : 왼손을 왼 어깨 사선 아래로 펴 주면 예쁜 동작이 된다.

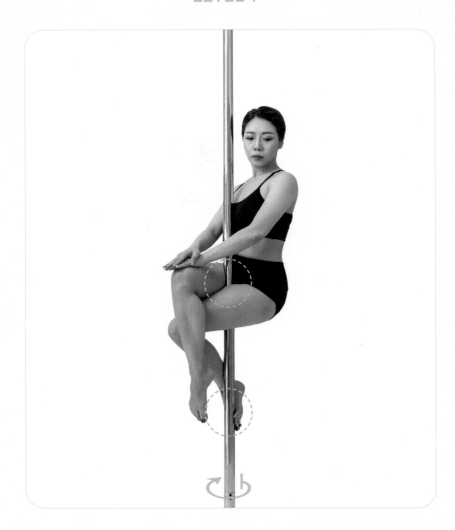

- 어깨 힘을 빼고 하체 힘에 집중하자.
- 포인한 오른 엄지발가락이 아래를 보게 하자.
- 무릎 사이가 뜨지 않도록 해 보자.

Ⓒ 허벅지 안쪽, 왼발등   👁 앞

Pole Sit

03 폴 싯

다리를 꼬아 앉는 동작

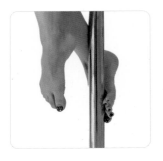 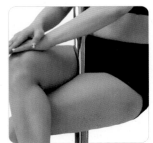

1 왼 다리를 올려 왼 허벅지 안쪽으로 깊게 컨택 후 발등을 폴 왼쪽으로 걸어 잡아 준다.
이때, 발등 위치가 너무 낮지 않도록 한다.

2 양손을 머리 위로 높게 잡고 손에 힘을 주어 오른 다리를 왼 다리 위로 꼬아 준다.

3 오른 허벅지와 포인한 발끝을 직각으로 내리며 포인해서 다리를 꼬아 준다.

4 다리 컨택이 되면 허벅지와 발등에 힘을 주고 허리를 세워 준다.

5 왼손을 먼저 폴에서 떼어 오른 무릎 위에 올려 주고 오른손도 떼어 무릎 위로 포갠다.

Point

· 다리를 어느 쪽으로 꼬아 주기 편한지 체크 후 편한 다리를 선택한다.
· 허벅지 안쪽 컨택을 위해 폴 웨어 확인하고, 바지가 길면 사타구니까지 접어 준다.

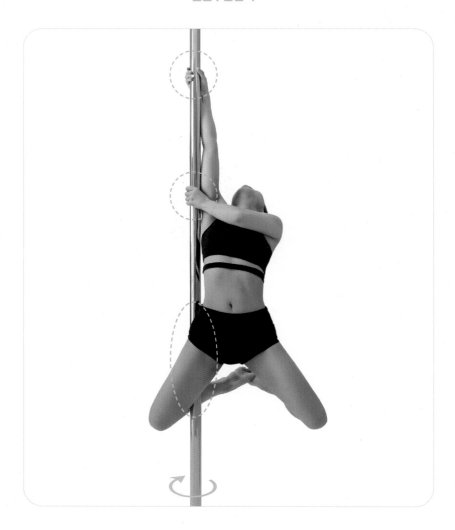

Tip +

• 회전할 때 호흡을 들이마셔 업한 상태로 돌면 몸이 덜 무거워진다.
• 엉덩이가 폴 옆면이 아니라 폴 앞에 있어야 한다.
• 훅스핀 동작은 팔의 힘 90%, 다리 걸어서 10%로 완성된다.

Ⓒ 양손, 오른 엉덩이 옆, 오른 허벅지 뒤 👁 위

Hook Spin

04 훅 스핀

다리를 걸어서 회전하는 동작

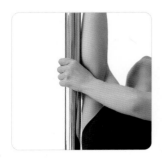 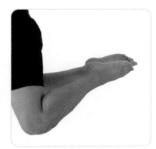

1   폴 왼쪽에서 까치발 들고 오른손은 높게, 왼손은 가슴 높이로 폴을 잡는다.

2   오른 다리를 포인한 후, 폴 앞에서 오른쪽 사선 아래 뒤로 걸어 준다.

3   왼발로 바닥을 밀어 회전하며 엉덩이와 배를 폴 앞으로 밀면서 오른 다리가 미끄러지며
    오른 허벅지 뒤, 엉덩이 옆으로 폴이 오게 한다.

4   양 무릎을 벌려서 포인한 양발로 삼각형 모양을 만들어 준다.

Point

- 발바닥끼리 합장하지 않도록 양쪽 엄지발가락끼리 포인해서 포갠다.
- 오른 다리에 힘을 빼 줘야 잘 미끄러질 수 있다.
  오른 다리로 잡고 버티는 게 아니라 미끄러지며 완성되는 동작이다.

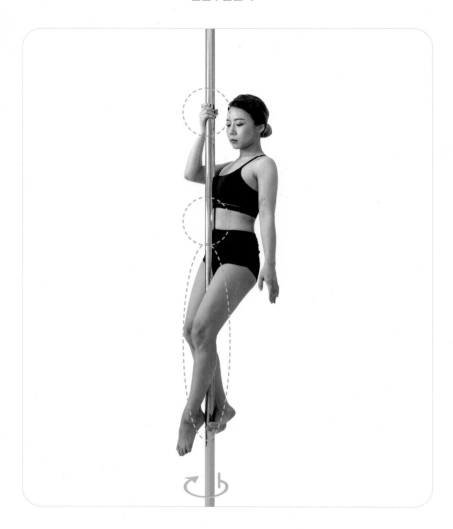

Tip +

- 무릎 힘으로 잡아야 발등이 덜 까진다.
  발등이 까질 것 같으면 연습을 중단한다.
- 올라갔을 때, 양 무릎 높이가 같도록 정렬하면 성공하기 쉽다.

ⓒ 오른손, 배, 양 무릎, 오른 정강이, 오른발등, 왼발 아킬레스건 앞

05 클라임

올라가는 동작

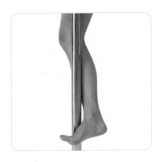 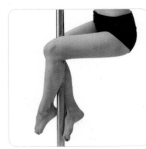 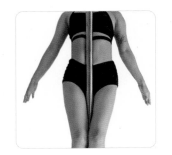

1   오른 발가락을 세워 새끼발가락 힘줄을 왼쪽 폴에 발등을 기대어 대고, 정강이와 무릎뼈
    왼쪽 옆에 살짝 들어간 곳을 폴 오른쪽에 무릎 옆 주름이 보일 수 있게 폴에 컨택한다.

2   양손을 머리 위로 높게 잡는다. 이때, 오른손 왼손 위아래 상관없이 각자 편한 손위치로 한다.

3   양손에 힘을 주며 왼발을 포인해서 폴 앞쪽 사선으로 아킬레스건을 대고 알통을 지나 무릎 옆
    주름이 보일 수 있게 폴에 컨택하고, 엉덩이와 바닥이 90°가 되게 무릎 힘주는 연습을 한다.

4   무릎에 힘을 주고, 양손으로 잡아당기며
    엉덩이를 들어 올려 폴에 배를 밀착시키고, 코어에 힘을 준다.

5   균형이 잡히면 왼손을 떼어 엉덩이 옆으로 내려주며 어깨에 힘을 뺀다.
    하체와 코어에 힘이 생겼다면 양손을 폴에서 떼어 유지한다.

Point

· 어깨에 힘을 빼고 호흡을 들이마시며 하체 힘에 집중하자.
· 양 무릎 안쪽이 건조해서 미끄러우면 올라갈 때 미끄러져 무릎이 폴 앞으로 빠질 수 있다.
  양다리 안쪽을 촉촉하게 만들자.

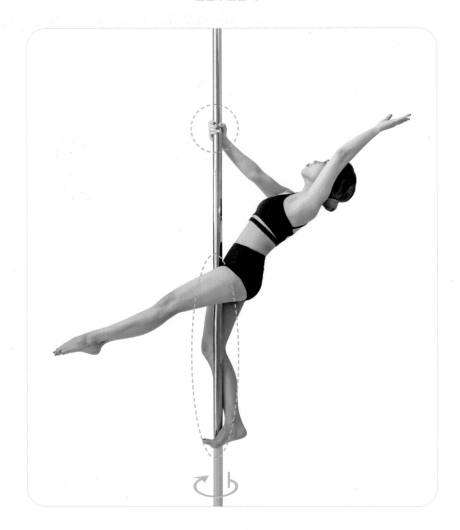

Tip +

- 오른 무릎이 폴 앞으로 튀어나오지 않게 폴과 밀착시켜 주자.
- 왼 허벅지가 건조하면 미끄러진다.

Ⓒ 오른손, 왼 허벅지, 클라임 오른 다리 컨택   👁 위

06 엘 포즈

알파벳 'L'모양 동작

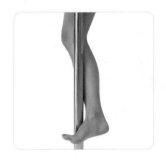 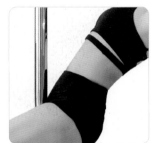

1 클라임에서 오른 다리에 힘을 주고, 왼 다리를 높게 들어 왼 허벅지를 폴에 닿은 후
일직선으로 뻗어 포인해 준다.

2 양손을 얼굴 높이로 잡아 팔꿈치가 펴지게 뻗어 주고,
왼손을 머리 위쪽으로 뻗어 주며 배가 위를 보게 한다.

Point

· 오른 손목을 폴 뒤로 잡으면 꺾여서 아플 수 있으니 폴 오른쪽으로 잡자.
· 왼발을 뻗을 때, 폴 오른쪽으로 힘을 주면 컨택이 잘된다.

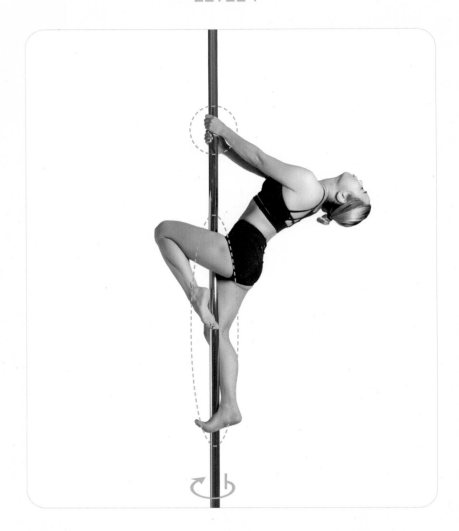

Tip +

- 무릎을 올리지 않고 다리를 접으면 폴 뒤로 발이 넘어가서 안 예쁘다.
- 양 팔꿈치를 펴 줘야 힘이 덜 들어간다.

Ⓒ 양손, 왼 안쪽 허벅지, 왼 엄지발가락 옆, 클라임 오른 다리 컨택   👁 위

P-Pose
07 피 포즈

알파벳 'P'모양 동작

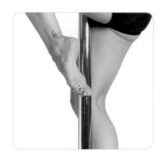 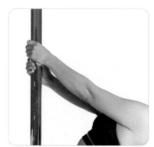

1 엘 포즈에서 왼손을 다시 폴을 잡는다.

2 왼 다리는 허벅지 컨택을 유지한 채로 왼 무릎을 위로 올리며 다리를 접는다.

3 접은 왼 다리를 포인한 후, 엄지발가락만 폴 옆에 대 준다.

Point

· 오른 무릎이 폴에서 앞으로 튀어나오지 않게 최대한 밀착시켜 주자.
· 왼발바닥 전체가 폴에 닿으면 허벅지 컨택이 떨어질 수 있다.

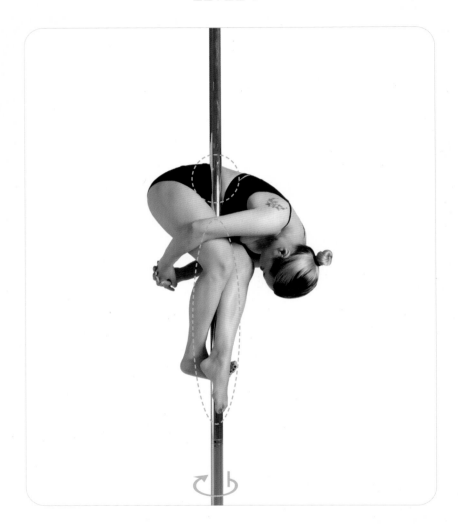

Tip +

- 바닥에서 클라임을 잡고 숙이는 연습을 먼저 해서 무서움을 극복해 보자.

ⓒ 오른 옆구리, 클라임 다리 컨택　👁 아래

08 바우 포즈

인사하는 동작

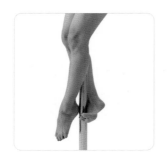 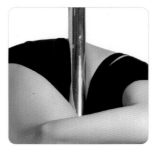

1 클라임에서 왼손을 아랫배 위치에 컵 그립으로 잡는다.

2 왼쪽으로 상체를 기울여서 오른 옆구리에 폴이 닿게 한다.

3 오른손을 떼서 폴 앞쪽으로 상체를 숙여 준다.

4 오른손을 먼저 오른 허벅지 뒤로 보내 주고 왼손을 떼어 왼 허벅지 뒤로 감싸 깍지 끼워 준다.

Point

· 얼굴을 무릎 가까이 숙여 주고, 왼발 포인으로 예쁜 라인을 살려 보자.
· 오른 옆구리 컨택을 하기 위해 꼭 폴과 피부의 마찰이 필요하다.
  익숙해지면 옷 입고도 가능하다.

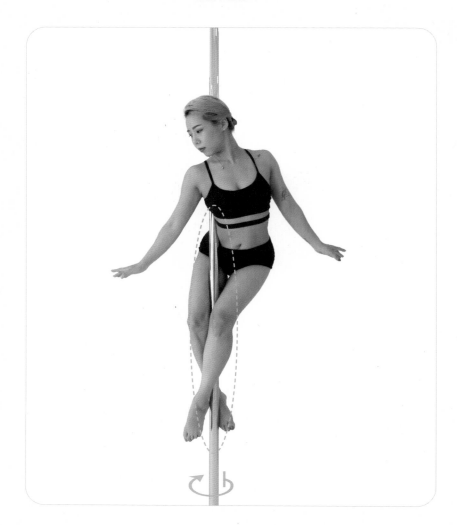

• 스크류바처럼 몸을 오른쪽으로 일어나며 폴에 꼬아 주자.

Ⓒ 클라임 다리 컨택, 오른 옆구리, 오른 어깻죽지   👁 오른손

09 엔젤

천사 모습 동작

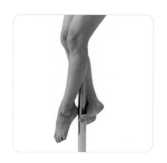 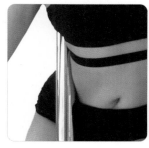 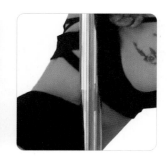

1 바우 포즈에서 깍지 낀 양손을 풀어서 뗀다.

2 숙이고 있는 상체를 폴 오른쪽으로 일어나며 오른 옆구리와 오른 어깻죽지에 폴을 컨택한다.

3 골반 양옆에 양손을 내려 준다.

Point

· 양손의 손등을 살짝 구부려 손바닥이 아래로 향하게 하고,
  최대한 천사의 모습을 만들어 보자.

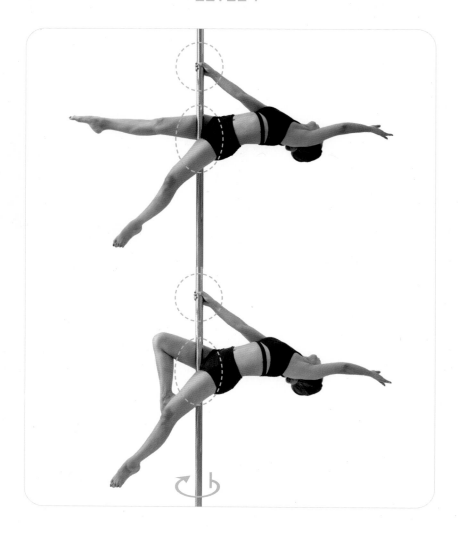

- 의식을 가지고 비틀고 있는 골반을 유지해야 한다.
- 허벅지 안쪽이 건조하면 절대 싯티드를 할 수 없으니 알로에를 꼭 바르자.

Ⓒ 양손, 양 허벅지 안쪽　👁 위

10 플랭크/팟세

널빤지, 판자/발레 동작 (한 발끝을 다른 다리의 무릎에 대는 동작)

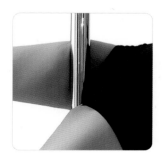 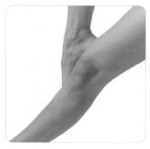 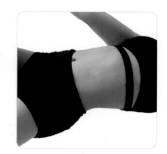

1   바닥에서 폴을 양손으로 높게 잡고 살짝 점프해서 왼쪽 골반은 아래,
    오른쪽 골반은 위로 틀어 양 허벅지로 폴을 잡는다. (=싯티드)

2   발끝 포인하여 오른 다리는 왼쪽으로, 왼 다리는 오른쪽으로 크로스되게
    허벅지에 힘을 주어 유지한다.

3   가슴 위치에 양손으로 폴을 잡고 팔꿈치를 펴며 뒤로 눕는다.

4   왼손을 머리 위로 뻗어 주며, 배가 위로 향하게 허리를 펴 준다.

5   플랭크 팟세는 펴고 있는 오른 무릎을 위로 올리며
    포인 한 오른 엄지발가락을 왼 무릎 옆에 대 준다.

Point

· 팟세할 때 왼 다리를 살짝 아래로 내리면서
  무릎 옆에 포인한 오른발을 대면 다리 라인이 예쁘게 완성된다.

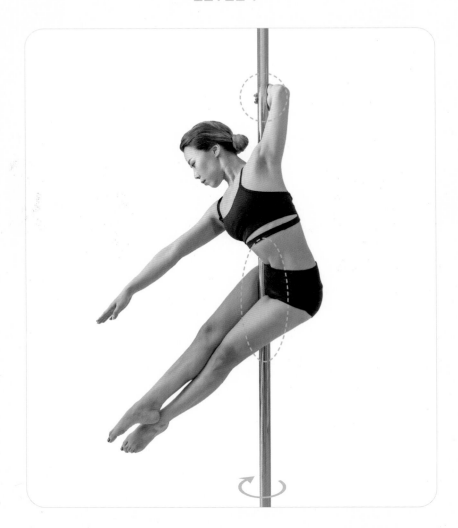

- 오른손을 떼어 빠져나올 때 아랫배가 폴과 떨어져야 빠져나오기가 쉽다.
- 상체를 뒤로 누우면 폴 앞으로 나갈 수가 없다.

ⓒ 왼 컵 그립, 오른 날갯죽지, 오른 옆구리, 양 허벅지 안쪽 👁 오른손

11 스완

백조 모습의 동작

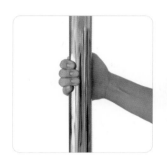 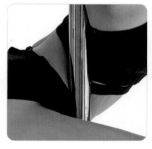 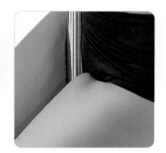

1 싯티드에서 오른손을 가슴 위치로 내려 잡고 왼손은 이마와 머리 사이 높이로
손등이 보이게 컵 그립을 잡는다.

2 오른손을 떼서 폴과 몸 사이로 손, 어깨, 머리 순으로 빠져나와 오른 옆구리,
오른 날갯죽지를 컨택한다.

3 손과 다리가 평행하게 일자로 뻗어 준다.

Point

· 바닥에서 양 허벅지 안쪽으로 폴을 잡은 후, 상체를 빼는 연습(1, 2)을 충분히 하자.
· 상체가 빠져나오기 힘들면 보통 왼 어깨가 뻣뻣하기 때문에
어깨 스트레칭을 충분히 해 주자.

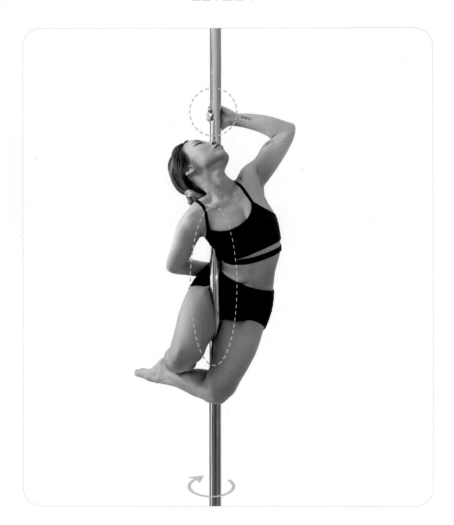

Tip +

- 처음에는 회전하지 않고 연습한 후, 익숙해지면 회전해서 연습하자.
- 다리를 접는 과정에서 회전 속도가 빨라질 수 있으니 천천히 접고,
  너무 빠르면 다리를 펴 상체가 제자리로 돌아오며 플랭크 동작을 해 보자.

ⓒ 왼쪽 귀, 스완 컨택   👁 왼 사선 위

Ballerina Passe

12 발레리나 팟세

발레리나 자세의 동작

LEVEL 1

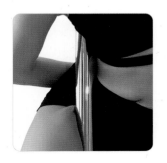 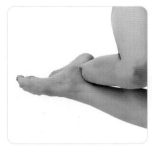 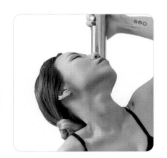

1 스완 동작에서 뻗고 있던 양다리를 오른 다리, 왼 다리 순으로
교차하여 폴 오른쪽으로 접는다.

2 뻗고 있던 오른손은 등 뒤로 열중쉬어 자세로 접는다.

3 다리와 손이 완성되면 왼쪽 귀를 최대한 폴에 닿는다.

Point

· 발가락, 발등으로 폴을 잡지 않고 양발을 포인하여 다리가 벌어지지 않게 최대한 꽉 접어 준다.
· "스완 – 오른발, 왼발 접고! – 오른손 열중쉬어! – 왼쪽 폴에 귀!"를 말과 함께 하면 간단하다.

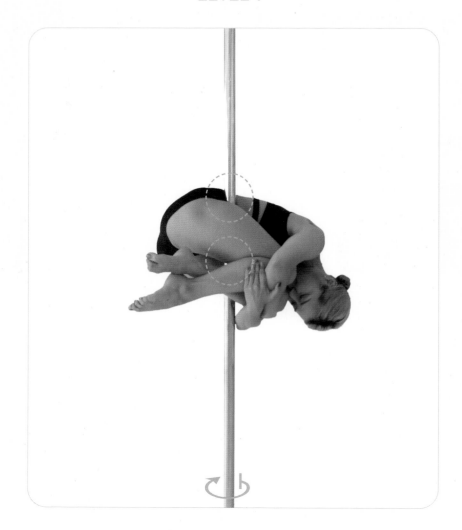

- 상체를 앞으로 숙이면 오른 치골이 아플 수 있으므로,
  왼쪽 사선으로 숙여 주자.

Ⓒ 오른 옆구리, 양 허벅지 안쪽　👁 무릎

13 싯티드 사이드 턱

옆으로 앉아서 웅크리는 동작

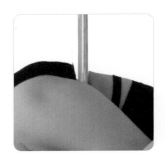 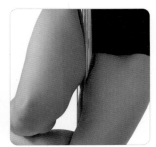

1 발레리나 팟세 동작에서 오른손으로 오른 정강이를 잡고 왼손을 떼어
상체를 왼쪽 사선으로 숙이며 왼 정강이를 잡아 감싸 준다.

Point

• 왼쪽으로 골반 틀기를 유지해야 다리를 구부려 양팔로 감쌀 수 있다.
• 숙여지는 각도에 따라 손 위치가 달라질 수 있다. 정강이나 양 팔꿈치를 잡자.

(LEVEL1 연속동작 활용법)

Routine 1

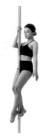

1

클라임

p.63

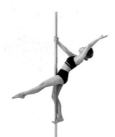

2

엘 포즈

p.65

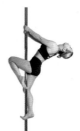

3

Ⅱ 포즈

p.67

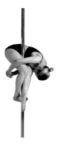

4

바우 포즈

p.69

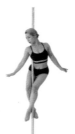

5

엔젤

p.71

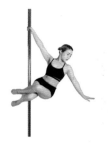

1

싯팅 버드

p.55

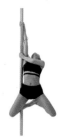

2

훅 스핀

p.61

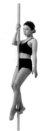

3

클라임

p.63

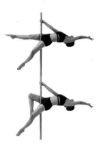

4

플랭크/팟세

p.73

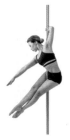

5

스완

p.75

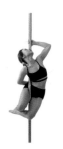

6

발레리나 팟세

p.77

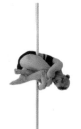

7

싯티드 사이드 턱

p.79

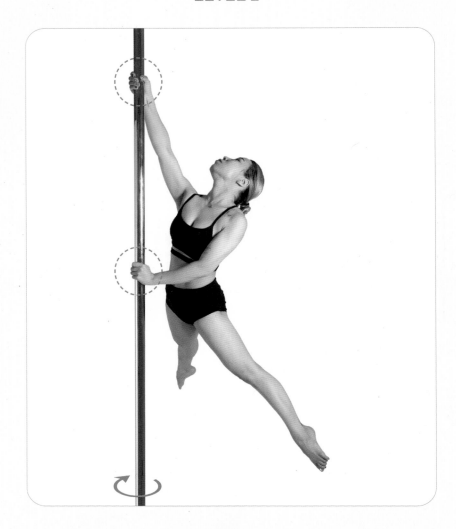

Tip +

· 회전할 때 호흡을 업 해 준 상태로 돌아야 멋진 플라잉을 할 수 있다.
· 두 다리를 사선으로 뻗어 뒤로 들어 주면 나도 모르게 예쁜 힙업이 된다.

Ⓒ 양손　◉ 위

Flying

01 플라잉

날아가는 동작

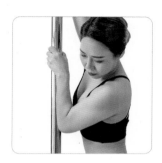 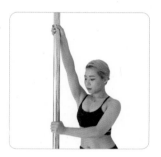 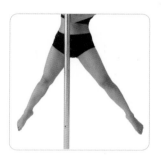

1 왼손을 구스넥 그립으로 얼굴 앞쪽에 손등이 보이게 턱 높이로 잡고 까치발을 들어 준다.

2 허리를 펴서 오른손을 높게 베이직 그립으로 잡아 준다.

3 오른발은 폴 뒤로 한 뼘 떨어진 위치.
  왼발은 포인하여 몸 옆쪽으로 들어서 준비 자세를 완성한다.

4 상체를 그대로 유지하고 몸의 중심을 왼쪽으로 넘어지며 오른발을 떼어 회전한다.

5 포인을 유지하며 양 무릎에 힘을 주어 엉덩이 뒤로 뻗어 준다.

Point

· 구스넥 그립으로 연습하고 익숙해지면 와이드 베이직 그립으로 연습하자.
· 오른손 스플릿 그립 위치는 폴 옆면! 폴 뒤로 감싸 안아 잡으면 손목에 무리가 간다.

LEVEL 2

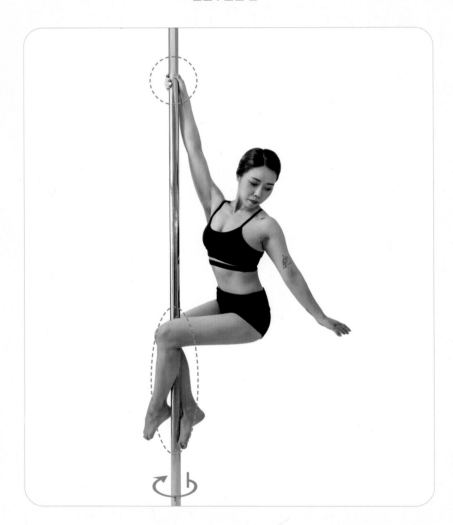

Tip +

- 고정 상태에서 양손을 높이 잡고
  다리를 90°로 유지하여 무릎 힘을 길러 보자.

C 오른손, 클라임 다리 컨택   👁 왼손

02 파이얼맨 클라임 업

소방관이 올라가는 동작

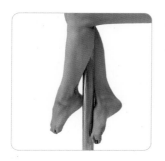 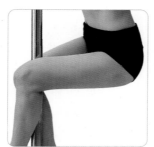

1 고정 폴에서는 클라임 1~3번까지 해 준 상태에서 왼손을 엉덩이 옆 쪽으로 내려 준다.

2 회전폴에서는 플라잉에서 양다리를 접으며 무릎으로 배꼽 높이 위치로 폴을 잡아 준다.

3 엉덩이와 무릎이 같은 높이 위치로 무릎에 힘을 주어 90°가 되게 한다.

Point

· 엉덩이가 무릎과 같은 높이면 속도가 줄어들고, 무릎보다 낮으면 속도가 빨라진다.

LEVEL 2

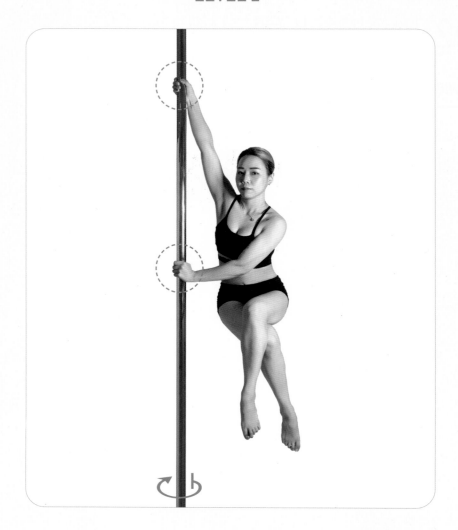

Tip +

· 무릎을 골반 높이로 올리면 엉덩이가 따라와 폴과 몸이 붙으니
  엉덩이를 뒤로 빼 주고 무릎만 올려 준다.
· 다리 꼬기가 안되는 사람은 11자로 다리를 모아서 완성해 보자.

Ⓒ 양손   👁 앞

Chair Spin
03 체어 스핀

의자에 앉은 모습으로 회전하는 동작

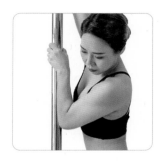 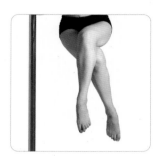 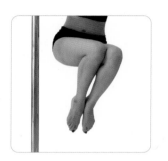

LEVEL 2

1 플라잉을 하면서 코어에 힘을 주어 왼 다리가 위로 올라오게 꼬아 준다.

2 무릎을 골반 높이로 올려주며 양발을 포인해 준다.
이때, 90°자세를 만들기 위해 오른 무릎과 발등이 아래로 수직을 만들어 준다.

Point

· 구심력에 의해 하체가 오른쪽으로 돌아가 무릎이 폴에 닿을 수 있다.
· 상체와 하체를 스크류바처럼 꼬아 주며 하체를 폴 왼쪽으로 유지해 준다.

LEVEL 2

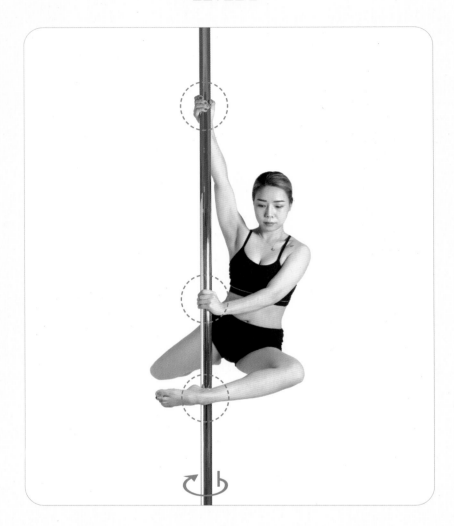

Attitude Spin

04 어티튜드 스핀

몸의 자세를 표현, 일명 '불교 卍' 모양의 동작.

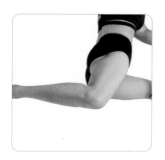 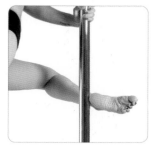 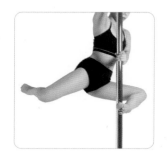

1 플라잉을 하면서 왼 다리를 폴 앞쪽에서 '제기' 차듯 무릎을 직각으로 내리며
--- 포인 후 아킬레스건을 폴에 대 준다.

2 '강아지가 다리 들어서 오줌 싸듯' 오른 다리는 골반 옆으로 올려서
--- 무릎과 포인한 발이 직각이 되게 유지한다.

Point ......

· 바닥에 앉아서 왼 다리는 앞으로, 오른 다리는 뒤로 자세를 잡아 허리를 세워 보자.
  이때, 오른 골반과 엉덩이 근육사이에 경련이 올 수 있다.
· 양다리가 바닥과 평행하게 최대한 양 무릎을 높혀 준다.

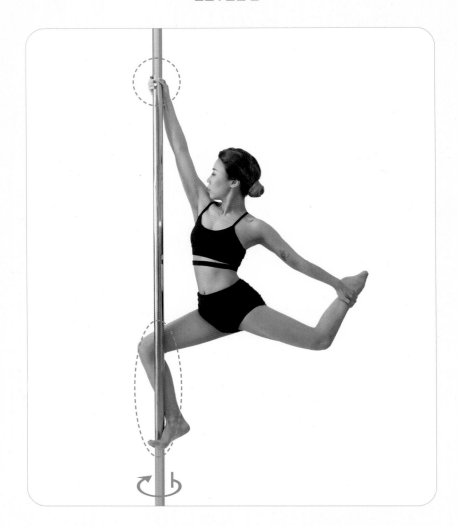

- 오른손이 높으면 엉덩이를 앉을 수 없으니 조금 내리며,
  엉덩이를 살짝 앉아야 배가 폴에 닿지 않는다.

ⓒ 오른손, 클라임 오른 다리 컨택　　👁 앞/왼 다리

Skater
05 스케이터

스케이트 타는 동작

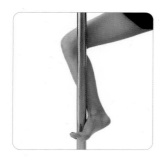 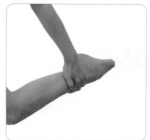

1 클라임에서 오른손을 머리에서 한 뼘 위 높이로 잡고 왼손과 왼발을 뗀다.

2 왼손으로 왼발 바깥 발목 또는 정강이를 잡고
구부려진 오른 팔꿈치를 펴 주며 엉덩이를 살짝 앉는다.

3 잡고 있던 왼 다리를 뒤로 잡아당기며 무릎을 최대한 펴 준다.

Point

· 클라임 오른 다리 컨택이 건조해서 미끄러우면 동작을 유지할 수가 없다.
· 오른손은 매달리는 힘으로 잡아야 한다. 잡아당기는 힘을 쓰면 무릎에 힘이 들어가지 않는다.
· 오른손, 오른발의 힘을 기르기 위해 클라임에서 왼손, 왼발만 떼는 연습을 해 보자.

LEVEL 2

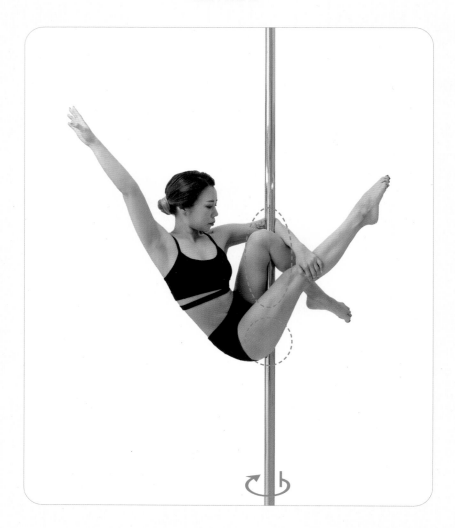

- 오른손이 내려오면서 몸에 힘을 빼고 폴에 기대어 앉아야
  오금과 엘보가 덜 아프다.

Ⓒ 왼 다리오금부터 허벅지, 오른쪽 엉덩이, 왼 엘보 👁 앞/왼손

06 엘보 그립 싯

팔꿈치(안쪽)로 잡아 앉는 동작

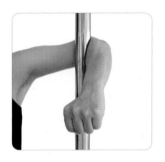 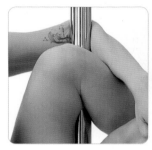 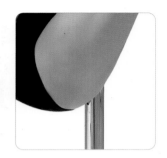

LEVEL 2

1 폴 오른쪽에 서서 상체를 살짝 기울여
왼 다리오금을 골반보다 높게 대각선 아래로 갈고리 걸듯이 폴에 걸어 준다.

2 왼 무릎과 가깝게 왼팔 엘보 그립으로 폴을 잡아 준다. 이때, 손등이 위를 보게 한다.

3 오른손은 얼굴 높이로 폴을 잡고, 오른 다리를 왼 허벅지가 폴에 닿을 때까지 구부려 준다.

4 오른 다리를 떼며 무릎이 펴진 상태로 포인한 후
왼손으로 무릎과 정강이 사이가 잡힐 때까지 올려 준다.

5 왼손으로 오른 다리 바깥 무릎과 정강이 사이를 잡아 주고,
오른 엉덩이가 폴에 닿으면 오른손을 떼어 사선 위로 뻗어 준다.

Point

· 양 무릎의 위치가 다르다. 왼 무릎보다 오른 무릎이 낮다.
· 오른 엉덩이가 폴에 닿지 않고 떠 있다면 오른손을 낮춰 잡자.

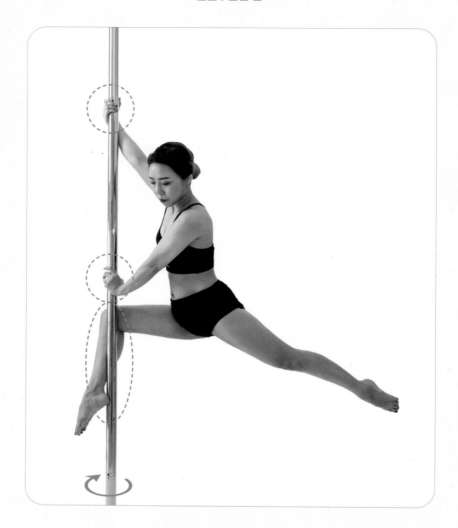

Tip +

- 와이드 베이직 그립에서 왼손의 밀어 주는 힘이 약하면,
  배꼽과 명치 사이로 잡아 보자.
  (사람의 팔 길이마다 힘주기 편한 높이가 다르다.)

ⓒ 양손, 오른발 아킬레스건, 오른 무릎 안쪽   👁 왼 사선 아래

Extended Leg Spin

07 익스텐디드 레그 스핀

다리를 펴서 회전하는 동작

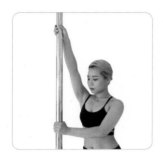
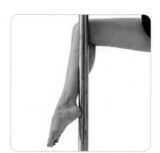

1 와이드 베이직 그립으로 플라잉을 하면서 오른 다리를 폴 앞으로 가져온다.

2 오른 다리는 골반 높이보다 낮게 90°로 접어 포인 후
   아킬레스건으로 컨택하고 무릎 안쪽 옆을 닿게 한다.

3 왼 다리는 포인해서 엉덩이 뒤로 무릎을 펴 뻗어 준다.

Point

· 엉덩이를 뒤로 빼 주는 느낌으로 오른 다리를 컨택하고,
  왼손으로 폴을 끝까지 밀어 줘야 무릎이 앞으로 나가지 않는다.

95

LEVEL 2

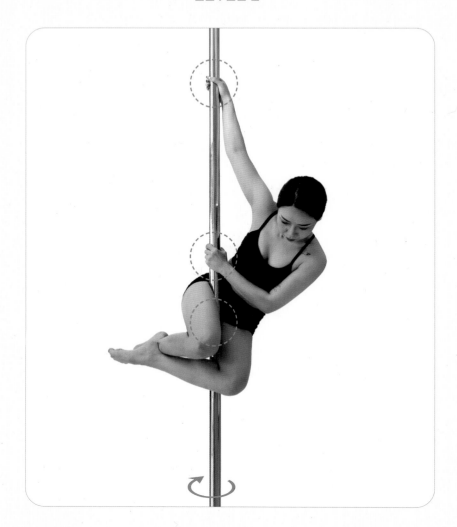

Tip +

· 응용 동작 : 완성한 상태에서 왼손을 떼어 골반 옆쪽으로 내려 주면 예쁘다.

C 양손, 양 허벅지 안쪽   👁 왼 사선 아래

Mermaid Spin

08 머메이드 스핀

인어 다리 모양으로 회전하는 동작

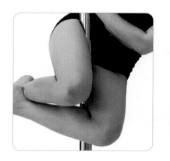 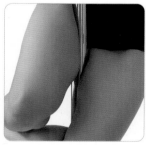 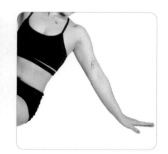

1 플라잉을 하면서 엉덩이를 뒤로 빼 주며
   양다리를 몸 앞으로 들어 올려 양 허벅지 가운데로 폴을 잡아 준다.

2 펴져 있던 양다리를 오른쪽으로 폴을 감싸며 인어 다리 모양으로 무릎을 접어 준다.

3 발끝 포인을 유지하며 오른손이 살짝 내려오며 상체를 왼쪽으로 기울여 준다.

Point

· 양다리를 올려 줄 때 코어와 허벅지 앞쪽 근육에 많은 힘이 필요하다.
· 플라잉 포인다리를 유지하며 천천히 다리를 들어 올려야 회전 속도가 덜 빨라진다.

LEVEL 2

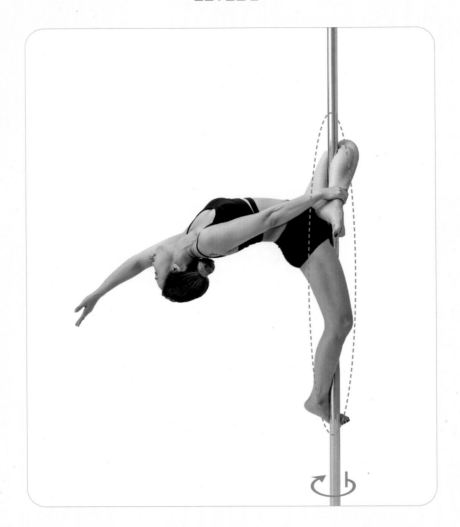

Tip +

- 오른손 구스넥 그립으로 폴과 몸의 공간을 확보하자.
- 시선 위를 볼때 턱을 들어줘야 목도 늘어나며 허리를 더 늘릴 수 있다.
- 긴장하고 있는 상체에 힘을 빼야 허리의 가동범위(유연성)가 넓어진다.

Ⓒ 왼 다리오금부터 허벅지 안쪽, 오른 다리 허벅지부터 발등 👁 위

09 스타게이져

밤하늘의 별(star)을 보는 사람(gazer)이라는 동작

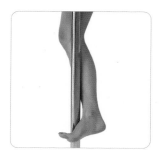 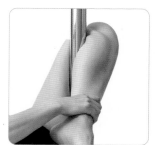

1 클라임에서 왼손을 머리에서 한 뼘 위에 팔꿈치를 살짝 구부려서 잡고
왼 팔꿈치가 펴지게 엉덩이를 뒤로 앉아 준다.

2 오른손은 턱 높이에서 구스넥 그립으로 잡아 준다.

3 왼 다리를 높게 갈고리처럼 오금을 걸어 주고
오른손 컵그립으로 왼 발목을 잡아 몸쪽으로 당겨 준다.

4 왼손과 오른 다리를 살살 미끄러져 내려가며
왼 허벅지와 오른 클라임 다리 컨택이 폴에 닿게 한다.

5 양쪽 허벅지가 폴에 안정감 있게 닿으면
왼손을 떼어 상체를 뒤로 누우며 머리 위로 펴서 뻗어 준다.

Point

- 클라임 오른 다리 컨택에서 무릎이 폴 앞으로 빠지면 떨어질 수 있다.
- 오른 다리 컨택이 허벅지부터 발등까지 폴에 닿아야 안전하게 동작을 유지할 수 있다.
- 왼발을 잡고 있던 오른손을 놓거나 미끄러지면 그대로 낙상하기 때문에 끝까지 힘을 주자.

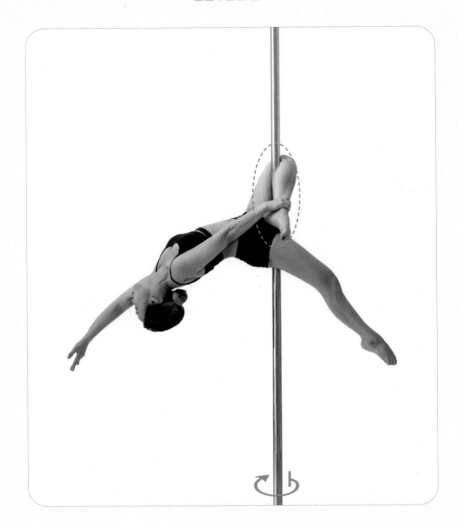

• 클라임 오른 다리 허벅지 컨택이 떨어지지 않게 힘을 주고
  천천히 펴 주면 덜 무섭다.

ⓒ 왼 다리오금부터 허벅지 안쪽, 오른 다리 허벅지 안쪽   👁 위

Rainbow Bridge

10 레인보우 브릿지

무지개다리 모양의 동작

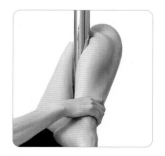 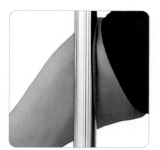

1   스타게이져에서 상체는 유지하고, 오른발등을 떼어 포인하며 폴 앞으로 뻗어 준다.

2   뻗은 오른 다리를 아래쪽으로 눌러 줘야 무지개 모양이 완성된다.

Point

- 오른발등을 뗄 때 허벅지 안쪽 컨택이 떨어지지 않게 조심히 살살 빼 주자.
- 오른 다리가 골반보다 높게 위로 올라가면 상체가 무거워지고 무게중심이 틀어져 낙상할 수 있다.

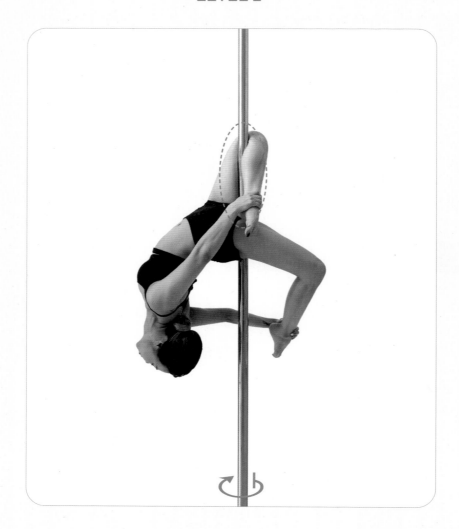

Tip +

· 왼손으로 오른 다리를 잡아당길 때, 오른 허벅지 안쪽 컨택이
  폴에서 아래쪽으로 내려오는 느낌이 들어야 예쁜 동작으로 완성된다.

Ⓒ 왼 다리오금부터 허벅지 안쪽, 오른 다리 허벅지 안쪽   👁 위

11 아치드 레인보우

활과 같은 곡선의 형태로 무지개 모양의 동작

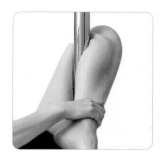 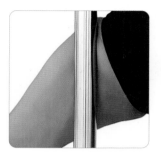 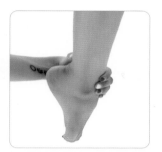

1
--- 레인보우 브릿지에서 펴져 있던 오른 다리 무릎을 접고,
왼손을 엉덩이 뒤로 보내 오른발등을 잡아 아래로 내리며 늘려 준다.

Point ···

· 발이 안 잡힐 때는 상체를 살짝 일어나서 잡고 누우면 된다.
  이때, 왼 다리 오금이 풀리지 않게 힘을 줘야 한다.

LEVEL 2

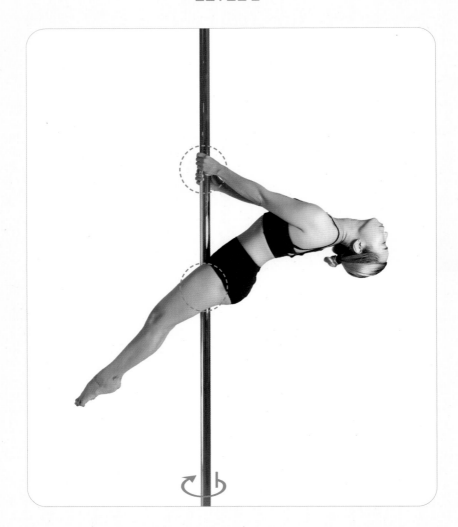

Wrecking Ball

12 레킹 볼

건설기계 중 건물 철거 시 사용하는 줄에 쇳덩이가 달려 있는 기계를 묘사한 동작

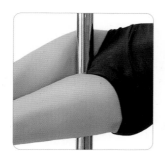 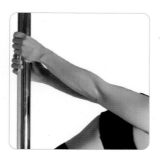

1 클라임에서 양손을 높게 머리 위로 잡아 주며 싯티드로 앉아 준다.

2 양다리에 힘을 주어 포인한 후 가지런히 양발을 모아 준다.

3 높게 잡고 있는 양손을 가슴 위치로 내려 잡아 준다.

4 구부려져 있는 팔꿈치를 펴 주며 허리를 뒤로 젖힌 후 다리를 아래로 뻗어 내려 준다.

Point

· 싯티드 할 때, 허벅지 안쪽까지 깊이 폴을 컨택하면 완성하면서 중요 부위가 아플 수 있다.

(LEVEL 연속동작 활용법)

Routine 1 ....

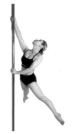

1
플라잉
p.83

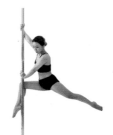

2
익스텐디드
레그 스핀
p.95

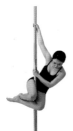

3
머메이드 스핀
p.97

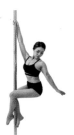

4
파이얼맨
클라임 업
p.85

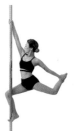

5
스케이터
p.91

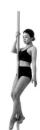

6
클라임
p.63

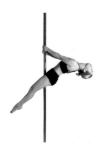

7
레킹 볼
p.105

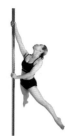

1
플라잉
p.83

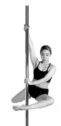

2
어티튜드 스핀
p.89

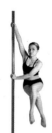

3
체어 스핀
p.87

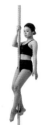

4
클라임
p.63

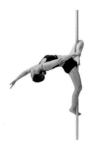

5
스타게이져
p.99

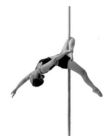

6
레인보우 브릿지
p.101

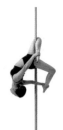

7
아치드 레인보우
p.103

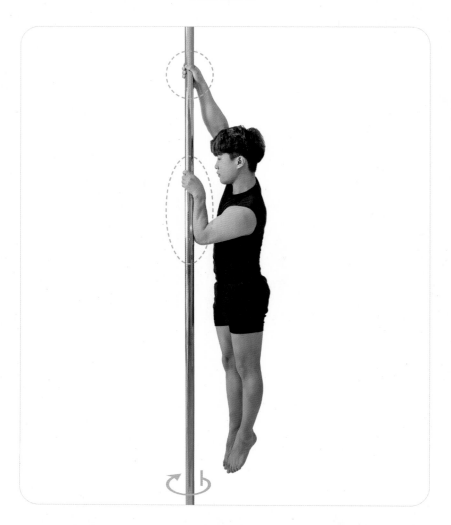

Tip +

· 몸이 폴에 붙는다면 왼손 구스넥 그립 높이가 높아서
  폴과 몸 사이 공간 확보가 안 된 것이다.
· 왼손을 턱 높이로 잡아도 힘이 안 들어가면 목 높이로 잡아 보자.

© 양손   👁 앞

Forearm Grip Pencil

01 포어암 그립 펜슬

연필 모양의 동작

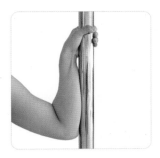 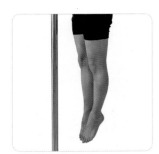

LEVEL 3

1 클라임에서 오른손을 머리 한 뼘 위에 잡고
오른 팔꿈치가 펴지게 엉덩이를 살짝 앉아 준다.

2 왼손은 턱 높이에서 구스넥 그립으로 잡아 준다.

3 호흡을 들이마시고 양발을 폴에서 떼어 포인한 후 모아 준다.

4 몸이 일자가 되게 양다리에 힘을 주고 아래로 뻗어 준다.

Point

· 내려올 때 꼭 클라임을 잡고 내려오자.
바닥으로 떨어지면서 발가락, 발목에 부상을 입을 수 있다.

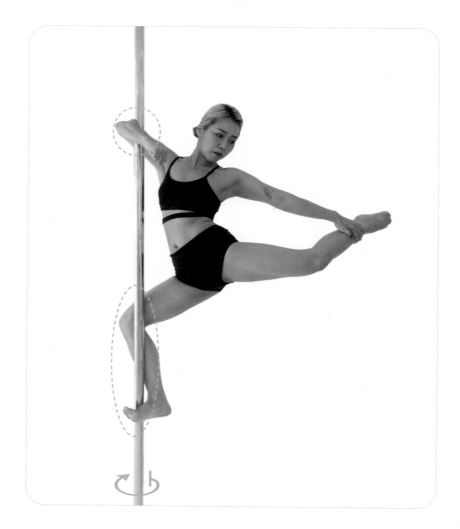

- 오른 무릎과 오른 엘보가 미끄러우면 버틸 수가 없으니
  피부를 쫀쫀하게 만들고 하자.

ⓒ 오른팔 엘보, 클라임 오른 다리 컨택   👁 왼손

02 엘보 그립 스케이터

스케이트를 타는 동작

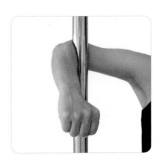 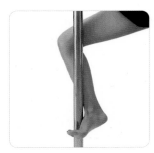 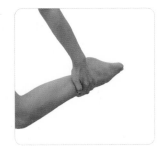

1   클라임에서 왼손을 머리 높이로 잡고 배와 허벅지를 폴에서 뗀다.

2   오른손을 얼굴 높이에서 사선 위에서 아래로 갈고리 걸듯 엘보 그립을 걸어 준다.

3   오른 엘보와 오른 다리에 힘을 주며 왼손과 왼발을 뗀다.

4   왼손으로 왼발 바깥 발목을 잡으며 엉덩이를 앉아 왼 다리 무릎을 최대한 펴 준다.

Point

- 엘보 걸어 준 상태로 왼손 왼발 떼는 것부터 연습해 보자.
- 배랑 폴이 닿지 않는 동작으로 엘보와 오른 무릎 간격이 넓지 않다.
  이때, 배가 계속 폴에 닿으면 오른 엘보가 높은 것이니 조금 낮춰서 잡아 보자.

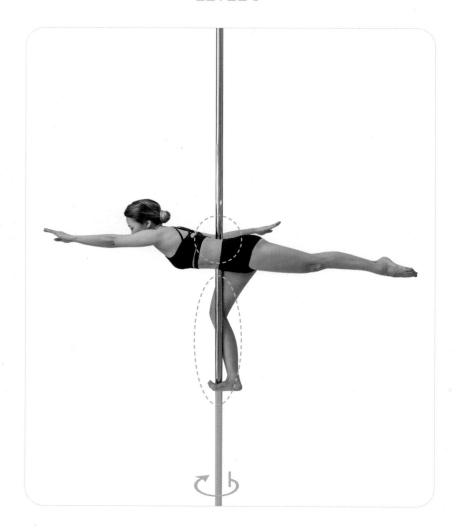

Tip +

· 고개를 들어 시선이 앞을 향해야 옆구리 컨택이 확실하게 잡힌다.
· 옆구리 컨택이 안 되면 바우 포즈 컨택이 잘못됐기에
  바우 포즈 컨택부터 다시 정확히 해 보자.

Ⓒ 클라임 오른 다리 컨택, 오른 옆구리   👁 앞

Dart
03 다트

다트판에 다트를 던지는 동작

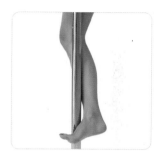 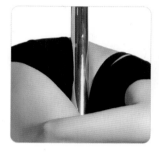 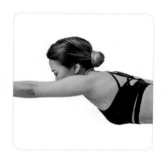

1 바우 포즈에서 양손을 허리 뒤로 깍지를 끼워 준다.

2 오른 옆구리 컨택을 유지하며 상체를 폴 오른쪽으로 살짝 일어나면서
컨택된 옆구리로 폴을 잡아 준다.

3 클라임 오른 다리 컨택을 유지한 후,
왼 다리를 바깥쪽으로 둥글게 빼며 뒤로 보내 엉덩이 높이로 뻗어 준다.

4 상체, 하체가 고정되면 깍지 낀 양손을 떼어
왼손은 얼굴 앞쪽, 오른손은 뒤쪽으로 바닥과 평행하게 뻗어 준다.

Point

· 손끝부터 머리, 허리, 골반, 발끝이 평행하도록 균형을 잡아 주면 완벽한 동작이 나온다.
· 옆구리에 옷이나 팬츠가 닿으면 살과의 마찰이 없어 미끄러지며 옆구리 컨택 유지가 힘들다.
· 왼발을 떼기 어려우면 왼손으로 폴을 잡아 밀어 주며 왼발을 떼는 연습을 하자.

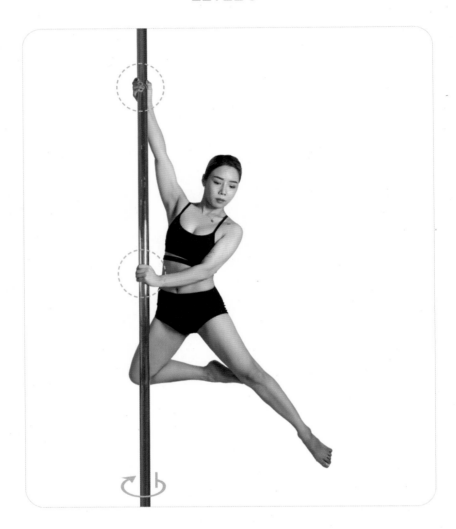

- 힘이 있을 때는 와이드 베이직 그립, 힘이 없을 때는 구스넥 그립으로 잡자.
- 고정 폴에서 달려가 뛰어 양손으로 잡아 반동으로 회전하며
  동작을 해 볼 수 있다.

C 양손   👁 위

Tinker Bell Spin
04 팅커벨 스핀

팅커벨이 날아가는 동작

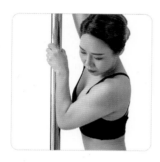 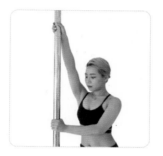 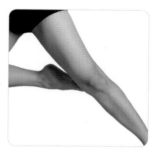

1

플라잉을 하면서 오른 다리 무릎을 접어서 왼 무릎 옆으로 팟세 해 준다.

이때, 오른 뒷꿈치가 허벅지에 닿지 않게 발목까지 포인한다.

Point

• 무릎이 최대한 골반 옆쪽으로 오게 허벅지를 아웃시켜 주자.
• 회전 줄 때 호흡을 내뱉으면 몸이 무거워질 수 있으니 호흡을 업시켜 완성해 보자.

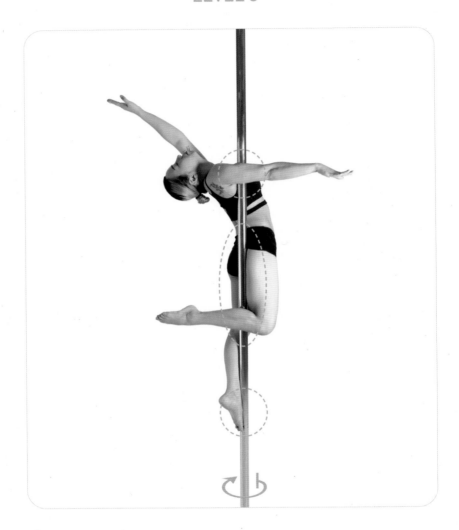

Underarm Hold

05 언더암 홀드

겨드랑이로 잡아 잠가 주는 동작

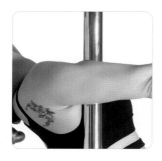 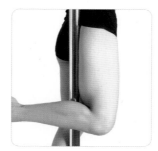 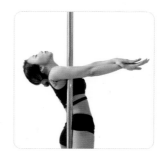

LEVEL 3

1 클라임에서 얼굴 위치에 왼손을 위로, 오른손은 왼손 아래를 잡아 준다.

2 폴을 잡고있는 양손에 힘을 주어 끌어 올리며
양다리를 떼어 골반을 폴 왼쪽 앞으로 몸을 빼 준다.

3 오른 다리오금을 폴 바깥에서 안쪽으로 걸어 잡고,
왼 다리는 플렉스하여 발등을 폴 뒤로 대 준다.

4 다리가 완성되면 오른손을 떼어 위에서 아래로 뻗어 눌러 주며 겨드랑이를 컨택한다.
이때, 겨드랑이 컨택을 유지하며, 왼손을 오른손등 위에 포개어 준다.

Point

· 바닥에서 오른 겨드랑이와 오른 다리 컨택을 먼저 연습하고 폴 위에서 해 보자.
· 처음에는 왼발을 플렉스 해 주고 익숙해지면 왼발 포인해서 예쁘게 완성하자.
· 응용 동작 : 왼손을 사선 위나 뒤, 또한 팔짱 끼듯 양손으로 양 어깨에 올려서
다양한 '피겨 헤드' 모양을 만들어 준다.

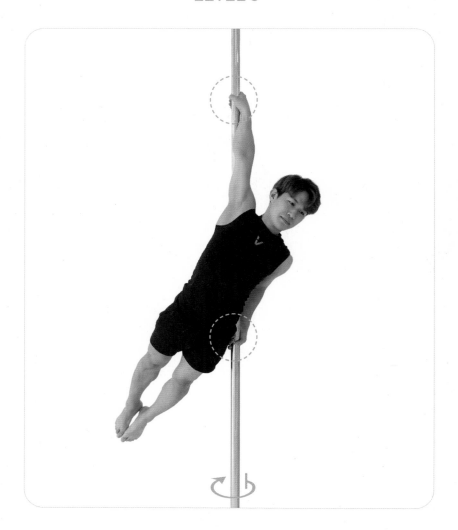

Tip +

- 몸을 일자로 만들 때 오른 다리를 차 엉덩이도 뒤로 빼 주면
  쉽게 만들 수 있다.

ⓒ 양손, 오른 날갯죽지   👁 앞

Reverse Grip Pencil
06 리버스 그립 펜슬

거꾸로 잡은 연필 모양의 동작

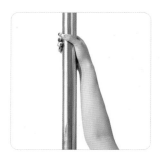 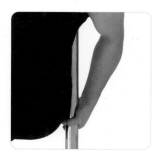 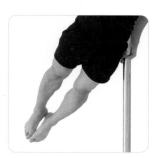

1 폴을 바라보고 서서 오른손을 머리 위로 높게 스플릿 그립으로 잡아 준다.

2 몸을 왼쪽으로 돌려 폴이 등 뒤로 오게 선다.

3 왼손은 텀즈 다운으로 엉덩이 뒤쪽 폴을 잡아 팔꿈치를 살짝 구부려 준다.

4 상체와 그립을 유지하고 까치발을 들어(그립 위치를 까치발 높이만큼 올리자)
   골반을 왼쪽으로 돌려서 오른 다리를 몸 앞쪽으로 들어 포인한다.

5 오른 다리를 바닥과 평행하도록 원을 그리며 오른쪽으로 회전하며
   왼 다리를 떼어 양다리를 모아 몸을 일자로 만들어 준다.

Point

· 반동 없이 회전을 하면 몸이 무거워져 펜슬 동작을 유지하기 힘들다.
· 손목 회전 스트레칭을 꼭 해 줘야 무리가 가지 않는다.
· 오른 손목이 아프거나 뻣뻣한 사람은 잡고 있던 위치보다 아주 조금만 내려 잡아 보자.

LEVEL 3

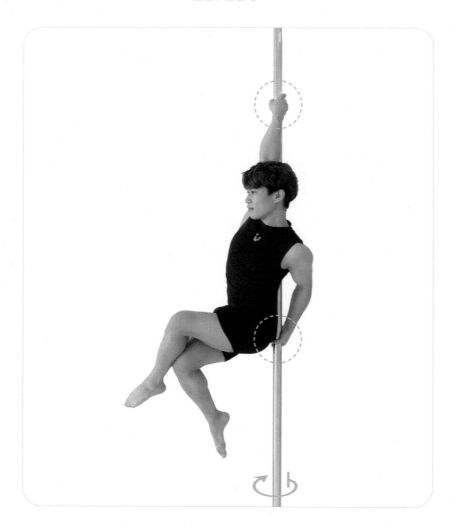

Tip +

- 다리 꼬기가 안 되는 분들은 양다리를 모아 11자로 만들어 주자.

ⓒ 양손, 오른 날갯죽지, 엉덩이   👁 앞

Reverse Grip Chair Spin
07 리버스 그립 체어 스핀

거꾸로 잡아 의자에 앉은 모양의 동작

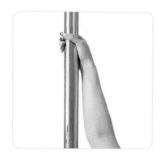 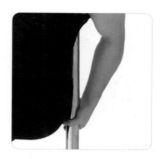 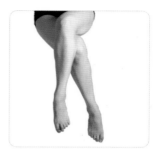

1 리버스 그립 펜슬에서 몸을 오른쪽으로 살짝 돌려주며 엉덩이 골을 폴에 대 주고
  왼 다리가 위로 올라오게 꼬아 준다.

2 몸과 폴이 같은 수직으로 오게 균형을 잡아 의자에 앉은 모습으로 완성한다.

Point

· 코어에 힘을 주며 왼 무릎을 골반 위치까지 올려 주고,
  오른 다리는 포인 후 발등과 무릎이 직각 되게 세워 준다.

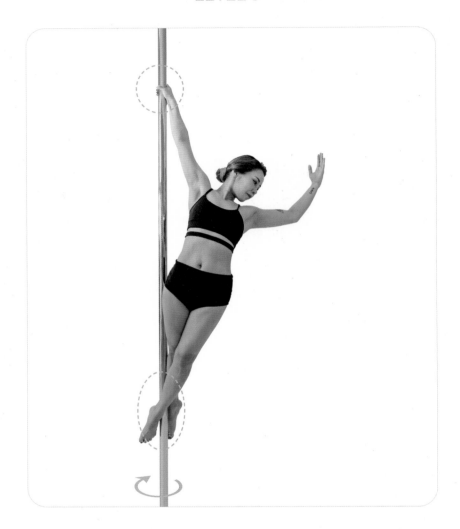

Tip +

- 골반을 돌릴 때 빠르게 진행해야 다리 컨택이 잘된다.
- 골반이 폴 옆이나 뒤에 있으면 무릎이 구부려지거나 다리 컨택이 안 된다.
- 엉덩이가 폴을 바라본다 생각하고 골반을 왼쪽 사선으로 돌려보자.

Ⓒ 오른손, 왼발 아킬레스건, 오른발 발등과 정강이 사이   👁 왼손

Side Way

08 사이드 웨이

두 갈래로 갈라지는 옆길을 의미하는 동작

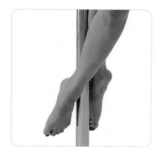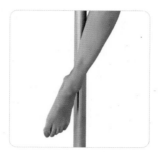

1 클라임에서 오른손을 머리보다 높게 살짝 구부려 잡고,
   왼손은 명치와 배꼽 사이 높이로 폴을 잡아 준다.

2 오른손에 힘을 꽉 주고 왼손은 잡고 있던 폴을 밀어 주며 다리 컨택 준비를 한다.

3 왼 다리는 사선으로 펴 아킬레스건을 대 주고,
   오른 다리는 무릎을 폴 왼쪽으로 바꿔 주며 포인해서 정강이와 발등 사이로 컨택한다.

4 밀어 주던 왼손을 떼면서 골반을 돌려 양다리 무릎이 펴지게 힘주고,
   왼손을 왼 사선으로 뻗어 준다.

LEVEL 3

Point

· 바닥에서 먼저 다리 컨택 부분을 이해하고 연습하자.
· 밀어 주는 왼손 위치가 중요한데 개개인의 팔 길이에 따라
  힘주고 버티기 좋은 위치가 있으니 개인에 맞는 위치를 찾아보자.

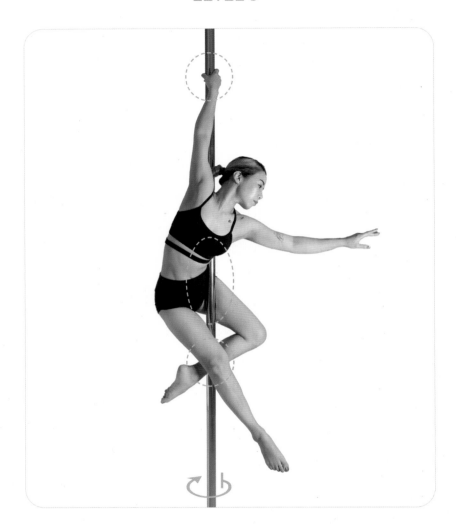

Tip +

· 오른 어깨에 통증이 있거나 부상이 있고,
  밀어 주는 힘이 없다면 왼 손목이 약해서 완성이 어렵다.
· 충분한 어깨와 손목 스트레칭이 필수인 기술이다.

👁 왼손

ⓒ 오른손, 오른 날갯죽지부터 왼 옆구리, 왼 허벅지 안쪽, 왼 정강이 바깥쪽

Pretzel Spin

09 프레즐 스핀

프레첼 비스킷 모양으로 다리를 꼬아서 회전하는 동작

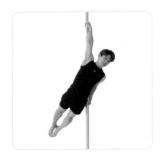 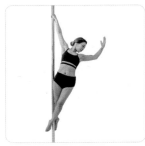 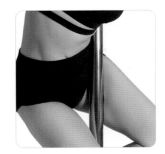

1 바닥에서 연결 시, 리버스 그립 펜슬에서 왼 다리를 폴 바깥에서 안쪽으로 걸어 주고,
   오른 다리는 왼 다리 발목 위로 뻗어 준 뒤 포인하고 왼손을 앞으로 뻗어 완성한다.

2 클라임에서 사이드 웨이와 연결 시, 뻗고 있는 왼손을 엉덩이 뒤로 내려
   텀즈 다운으로 팔꿈치를 구부려 폴을 잡아 준다.

3 날개 죽지가 폴에 닿으면 양손에 힘을 주고 양발을 때서
   몸이 트위스트된 상태로 왼 다리를 폴 바깥에서 안쪽으로 걸어 준다.

4 오른 다리는 왼 다리 발목 위로 뻗어 준 뒤 포인하고 왼손을 앞으로 뻗어 완성한다.

Point

· 리버스 그립 펜슬에서 연결이 익숙해졌다면, 클라임-사이드 웨이 연결을 도전해 보자.
· 사이드 웨이에서 연결 시 오른손이 미끄러지며 떨어질 수 있으니 끝까지 힘을 줘야 하고,
  오른손이 살짝 미끄러지며 다리를 완성하면 조금 쉽게 완성된다.

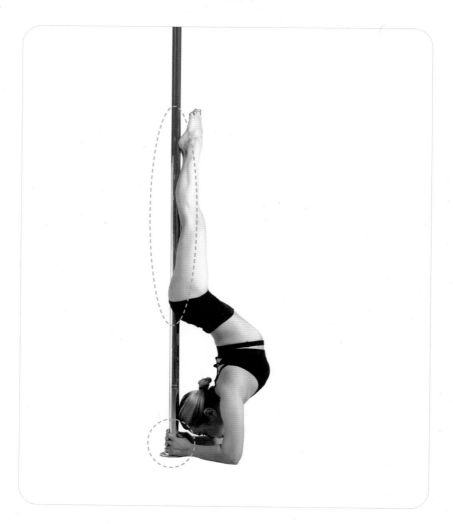

- 허리가 아픈 분들은 1단계만 하고, 익숙해지면 2단계에 도전하자.
- 요가 매트나 팔꿈치를 보호할 수 있는 것을 깔고 고정 폴에서 하자.
- 긴 호흡을 내쉬고 들이마시며 허리와 어깨를 집중해서 늘려 준다.

ⓒ 양손, 양발 뒤꿈치부터 엉덩이/양 손목부터 팔꿈치(바닥) 👁 아래

Elbow Stand

10 엘보 스탠드

엘보로 지탱하여 폴을 잡아서 물구나무로 서는 동작

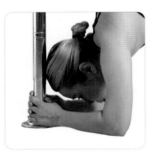 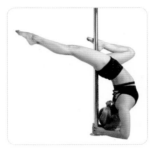 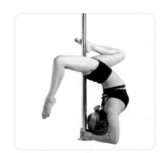

1 폴을 바라보고 무릎 꿇고 앉아서 양손으로 폴 아래를 깍지 껴서 잡고,
  팔꿈치는 어깨너비 위치에 삼각형 모양으로 바닥에 대 준다.

2 요가 '아기자세'로 폴을 잡아당겨 어깨와 대흉근을 늘려 준다.

3 폴 가까이 정수리를 바닥에 대고 무릎을 펴 엉덩이를 들어 올려
  등이 폴에 닿을 때까지 걸어간다.

4 오른발에 반동을 주어 위로 발을 차고 왼 다리도 위로 올려 포인한 후,
  양발 뒤꿈치를 폴에 대 준다.

5 엉덩이를 폴에 붙인 상태에서 가슴과 어깨를 앞으로 내밀고, 얼굴을 들어 바닥을 본다.
  이때, 허리와 어깨를 늘려 주며 최대한 이완시켜 준다.

Point

· 허리와 어깨의 유연성에 따라 응용할 수 있는 단계별 동작 따라 해 보세요.
· 1단계 : 양다리 모두 펴기 → 2단계 : 한 다리씩 내리기 → 3단계 : 내려 준 다리 무릎을 접기

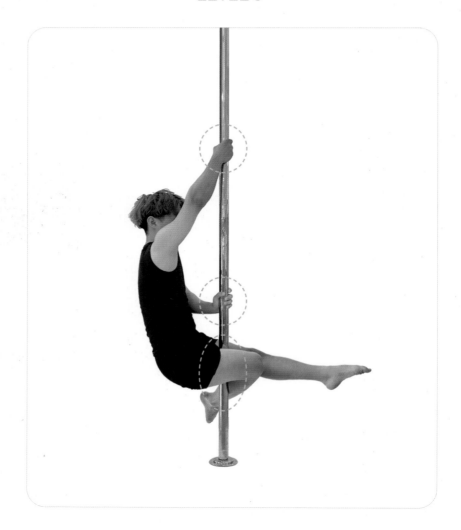

Tip +

- 바닥에 다리가 닿을 때까지 미끄러져 보자.
- 그립제를 안 발라야 잘 미끄러진다.

ⓒ 양손, 왼 허벅지 가운데, 오른 허벅지와 알통   👁 앞

Sliding Spin

11 슬라이딩 스핀

고정된 폴에서 돌면서 미끄러지는 동작

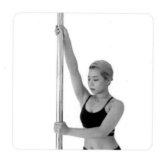 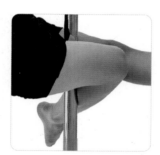

1 와이드 베이직 그립 플라잉 자세에서 왼 다리를 회전과 반동을
  최대한 크고 빠르게 돌아 주며 오른 다리를 폴 바깥에서 안쪽으로 접어 걸어 준다.

2 왼 다리는 무릎을 펴고 포인한 후 허벅지 중앙에 폴을 대 준다.

3 오른손에 힘을 빼면서 아래로 미끄러진다.

LEVEL 3

Point

- 제자리에서 반동 주기 힘드니 오른발을 디디면서 출발해 보자.
- 오른 다리는 걸어 주는 것이다. 꽉 잡으면 미끄러져 내려가지 않는다.

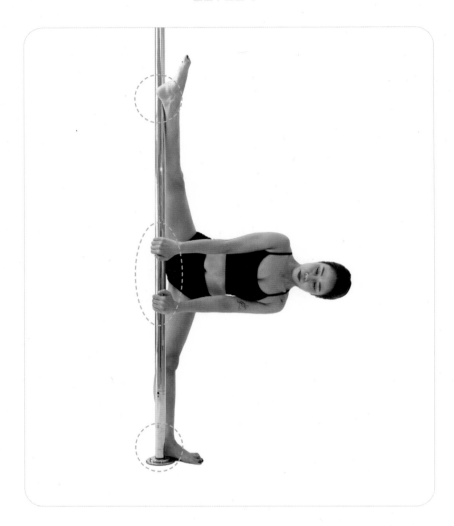

Tip +

- 양손 보폭이 어깨너비 정도가 초보자가 힘을 주기 좋은 간격이다.
- 아래 발은 안쪽 복숭아뼈 아래 위치하는 게 골반에 무리가 없다.

Ⓒ 양손, 윗 다리는 아킬레스건, 아래 다리는 발바닥   👁 앞

Side Pole Straddle Bears

12 사이드 폴 스트레들 베어스

옆으로 다리를 벌리고 앉아있는 곰을 폴 옆에서 표현한 동작

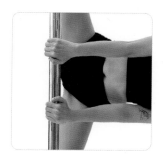 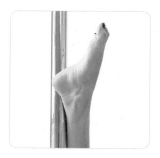 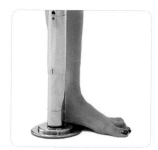

LEVEL 3

1   왼발 안쪽을 폴 왼쪽 면 바닥에 대 준다.

2   왼손은 아랫배 높이에 폴 왼쪽으로 잡고,
    오른손은 가슴 높이에 폴 오른쪽으로 잡아 준다.

3   왼 무릎을 구부려 상체를 왼쪽으로 숙이며
    머리 보다 높게 오른발 아킬레스건이 폴에 닿게 뻗어 준다.

4   왼손이 컵 그립으로 왼 허벅지 가운데 내려 잡고,
    오른손도 폴 앞으로 컵 그립으로 잡아 준다.

5   양 팔꿈치를 펴면서 허리를 젖힌 후 상체가 바닥과 평행하게 위로 들어 유지해 준다.

Point

• 회전 폴에서 하다가 미끄러져 넘어질 수 있으니 고정 폴에서 해야 한다.
• 신체 밸런스를 위해 오른쪽, 왼쪽을 다 해 주자.

Routine 1

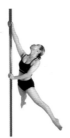

1
플라잉
p.83

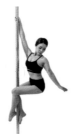

2
파이얼맨
클라임 업
p.85

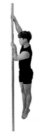

3
포어암 그립 펜슬
p.109

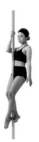

4
클라임
p.63

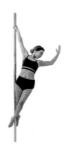

5
사이드 웨이
p.123

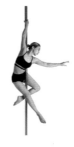

6
프레즐 스핀
p.125

Routine 2

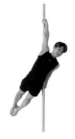

1

리버스 그립 펜슬

p.119

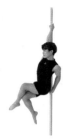

2

리버스 그립
체어 스핀

p.121

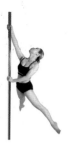

3

플라잉

p.83

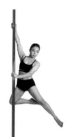

4

팅커벨 스핀

p.115

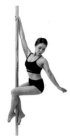

5

파이얼맨
클라임 업

p.85

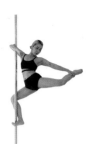

6

엘보 그립
스케이터

p.111

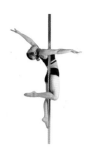

7

언더암 홀드

p.117

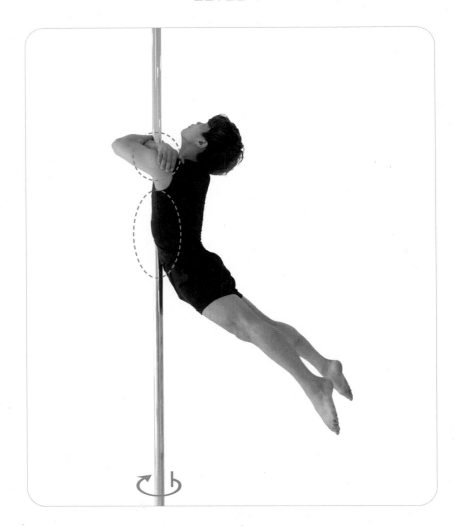

Tip +

• 왼손으로 오른 어깨가 안 잡히면 팔뚝을 잡으면 된다.

C 오른팔 엘보, 왼팔 전완근, 명치 👁 위

Pole Hug Pencil

01 폴 허그 펜슬

폴을 안아서 연필 모양의 동작

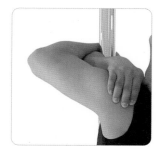 

1 클라임에서 왼손을 머리 위로 높이 잡고 오른팔을 얼굴 높이에서
사선 위에서 아래로 갈고리처럼 엘보 그립을 걸어 왼쪽 어깨를 잡아 준다.

2 왼손은 오른팔 위로 크로스해서 오른쪽 어깨를 잡아 준다.

3 명치를 폴에 대어 밀어 주며 왼 다리 먼저 떼고 오른 다리도 무릎을 펴 뒤로 뻗어 포인해 준다.

LEVEL 4

Point

· 명치 컨택에 옷이 닿으면 미끄럽기 때문에 피부 마찰력을 쓰기 위해
속옷 안쪽으로 옷을 살짝 넣어 명치 부분을 오픈시켜 주자.
· 오른팔 엘보가 미끄러워져 추락할 수 있으니 꼭 건조하지 않게 해 주자.(낙상주의)

LEVEL 4

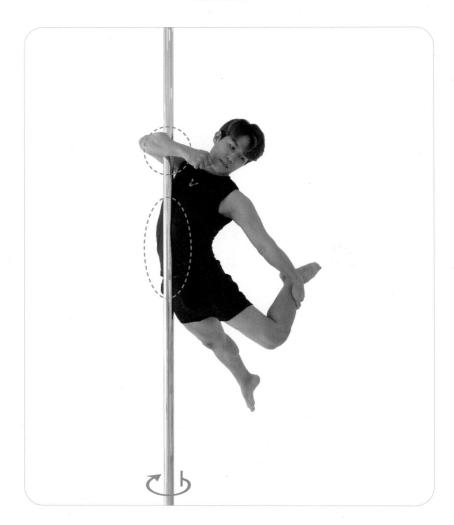

02 원 핸드 허그 펜슬 팟세

한 손으로 폴을 안아서 연필 모양의 동작

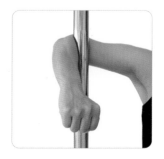  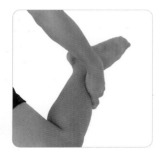

1 폴 허그 펜슬에서 왼쪽 어깨를 잡고 있던 오른손을 어깨에서 떼어 주먹을 쥐어 힘을 준다.

2 왼손을 떼고 왼 다리 무릎을 접어 왼손으로 바깥 발등/발목을 잡아 최대한 펴 준다.

LEVEL 4

Point

· 왼 어깨를 열어 줘야 왼 다리 잡기가 편하다.
· 하루에 엘보 컨택 연습은 5회 정도가 적당하다. 매일 조금씩 연습하길 권한다.

LEVEL 4

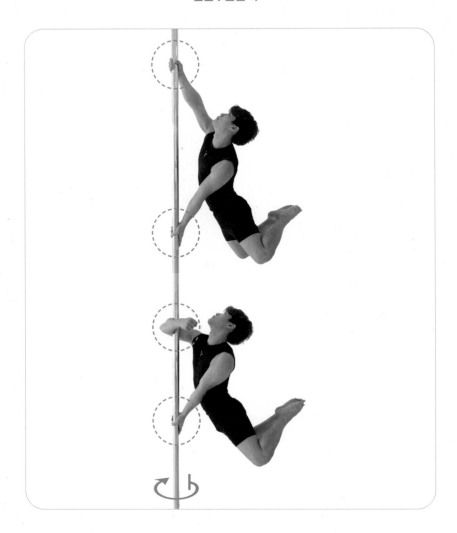

Carousel Fang Spin/Elbow Grip

03 캐러셀 팽 스핀/엘보 그립

회전목마처럼 다리를 구부리는 동작

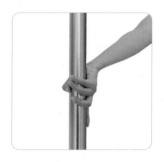 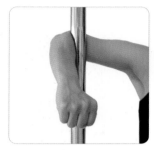 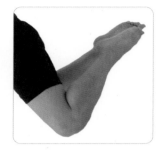

1 오른손을 베이직 그립으로 머리 위로 높게 잡고
윈손은 브라켓 그립으로 아랫배 위치에 잡는다.

2 엘보 그립의 경우 오른팔을 엘보 그립으로 얼굴 높이에 잡고
윈손은 브라켓 그립으로 잡는다.

3 플라잉처럼 회전하며 양다리를 엉덩이 뒤로 보내서 무릎을 접어
양 엄지발가락을 대어 삼각형으로 만들어 준다.

LEVEL 4

Point

- 윈손 위치는 개개인의 팔 길이가 다르기에 힘주기 좋은 위치를 찾자.(아랫배와 배꼽 사이 추천)
- 브라켓 그립 잡을 때 손목이 아프면 구스넥 그립으로 잡아서 하자.
- 윈팔 전완근/엘보 부상이 생길 수 있으니 착지할 때 최대한 힘을 유지하며 내려오자.

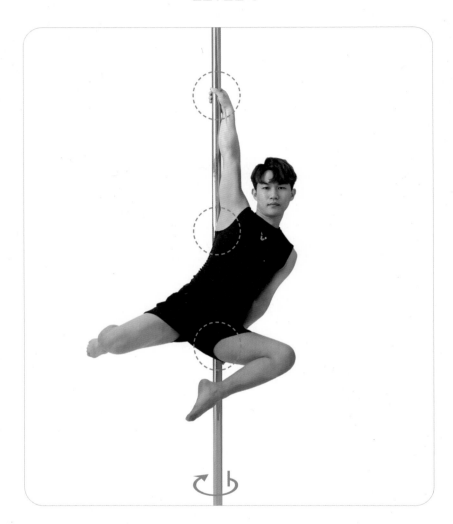

Tip +

• 바닥에 앉아서 어티튜드 모양을 만들어 보고 해 보자.

ⓒ 양손, 오른 날갯죽지, 엉덩이　👁 앞

Reverse Grip Body Spiral
04 리버스 그립 바디 스피럴

거꾸로 잡아 나선 모양의 동작

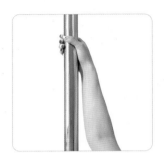 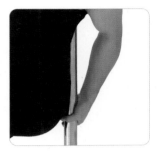 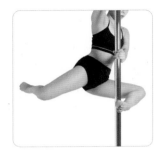

1 리버스 그립을 잡고 골반을 왼쪽으로 돌려 오른 다리를 몸 앞쪽으로 들어 포인한다.

2 오른 다리를 오른쪽으로 회전하며 왼발, 오른발을 동시에 들어 올려
어티튜드 스핀처럼 만들어 준다. (*어티튜드 스핀 p.89)

LEVEL 4

Point

• 회전 줄 때 속도가 없으면 몸이 무거워지니 적당히 속도를 내서 돌아보자.
• 양다리 모양이 바닥과 평행할수록 정확한 자세가 만들어진다.

LEVEL 4

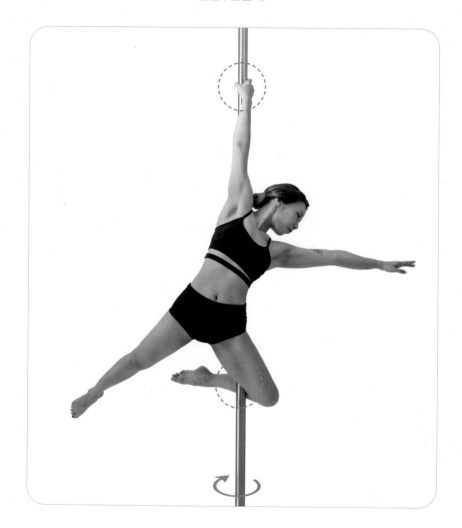

Juliette Spin

05 줄리엣 스핀

로미오와 줄리엣에서 비운의 여주인공 이름의 동작

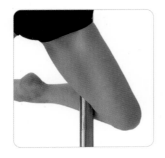 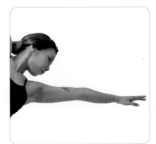

1 리버스 그립을 잡고 골반을 왼쪽으로 돌려 오른 다리를 몸 앞쪽으로 들어 포인한다.

2 오른 다리를 오른쪽으로 회전하며, 엉덩이를 폴 옆으로 빼면서
왼 다리오금으로 폴 앞에서 뒤로 잡아 준다.

3 오른 다리를 엉덩이 뒤로 무릎을 펴 뻗어 주며 왼손을 얼굴 앞쪽으로 뻗어 준다.

LEVEL 4

Point

• 반동과 회전을 빠르게 줘야 왼 다리오금이 원심력에 의해 폴을 잘 잡을 수 있다.

LEVEL 4

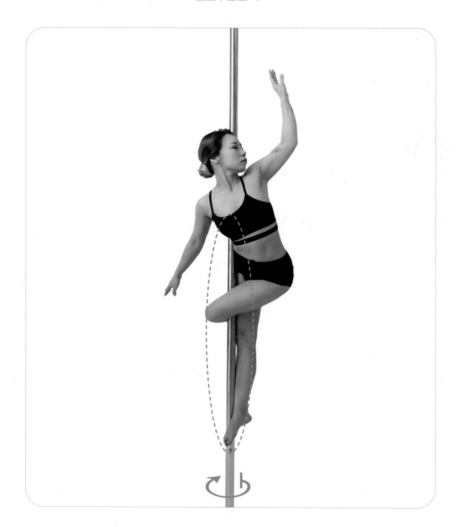

- 최대한 몸을 꼬아 주어 왼쪽 어깻죽지가 닿아야 왼손을 뗄 수가 있다.
- 오른쪽 옆구리 컨택이 되야 몸을 잘 꼬아 줄 수 있다.

ⓒ 엔젤 상체 컨택, 왼 허벅지부터 오금, 오른 골반부터 발등   👁 왼 사선 위

Twisted Spin
06 트위스티드 스핀

'뒤틀린, 꼬이다'의 의미로 몸을 비틀어 표현한 동작

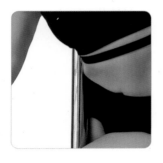 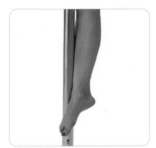

1 발레리나 팟세에서 오른손으로 오른 옆구리 쪽 폴을 손바닥으로 밀어 준다.

2 접고있던 왼 다리는 힘을줘서 유지하고,
   오른 다리는 무릎을 펴서 몸 앞쪽으로 뻗어 준다.

3 뻗은 오른 다리를 반원을 그리듯 앞에서 왼발 뒤까지
   바닥과 평행하게 돌려 발등으로 폴에 대 준다.

4 밀고있던 오른손과 오른쪽 어깨가 사선 아래를 향해 뻗어 주고,
   왼손은 왼쪽 귀 옆 사선 위로 뻗어 준다.

Point

· 왼 다리오금이 풀리거나 왼발이 아래로 처지면 컨택이 불안해지면서 미끄러진다.
· 상체가 뻣뻣해서 컨택이 잘 안 되면, 왼손을 떼지 않고 완성해도 된다.

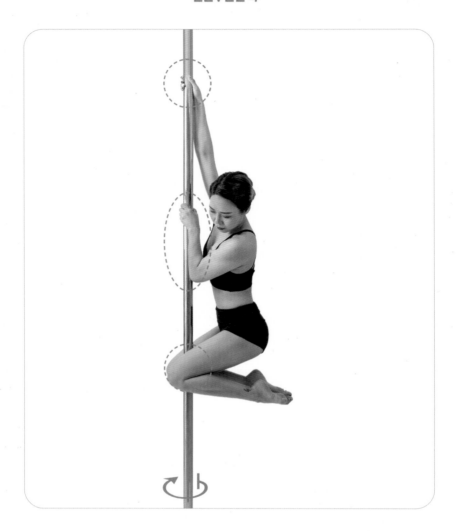

· 바닥에서 폴을 중심으로 무릎 꿇고 앉아 연습한 후 폴 위에서 하면 쉽다.
· 그립은 양손 머리 위로 잡아도 되고, 가슴 앞에 팔꿈치 구부려 잡아도 된다.
  편한 그립으로 완성해 보자.

Ⓒ 양손, 양 무릎　👁 아래/위

Fireman Chair Spin

07 파이얼맨 체어 스핀

소방관이 봉을 타고 내려오는 동작

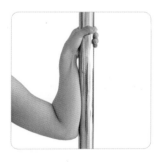 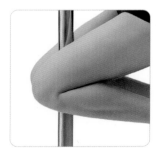

1 클라임에서 오른손은 머리 높이 위치로 잡고,
배와 허벅지를 폴에서 떼어 왼손은 구스넥 그립으로 잡아 준다.

2 양 무릎 컨택을 유지하며 왼발먼저 폴 뒤로 접어 포인하고,
오른발도 폴 뒤로 접어 양 발을 모아준다.

3 엉덩이를 앉아 주며 허리를 펴 주고, 양발 뒤꿈치를 엉덩이에 가까이 붙여 준다.

LEVEL 4

Point

· 상체를 뒤로 눕지 않고 세워 줘야 예쁘게 완성할 수 있다.
· 응용 동작 : 오른손에 힘을 주고 왼손을 엉덩이 옆으로 내려 보자.

LEVEL 4

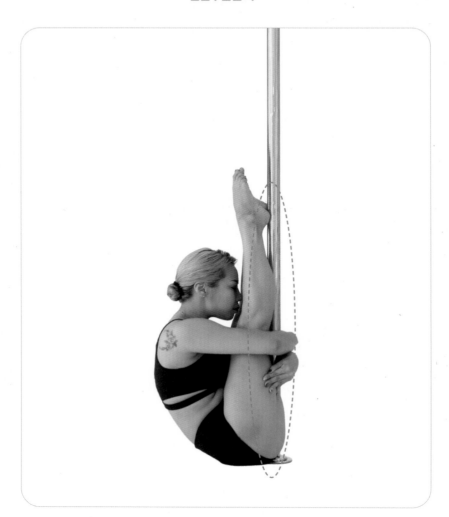

Tip +

· 처음에는 폴을 잡고, 익숙해지면 양 손목, 양 팔꿈치로 단계를 높여 보자.
· 허리를 펴 주며 얼굴을 무릎에 최대한 붙이면 예쁜 눈물 모양이 완성된다.

ⓒ 양발 뒤꿈치부터 엉덩이, 양 손목   👁 앞

Teardrop
08 티어드랍

눈물이 떨어지는 물방울의 동작

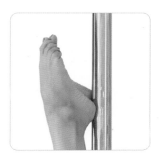 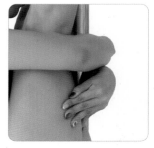 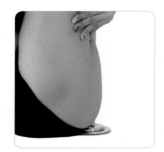

1   고정 폴에서 바닥에 앉아 양 허벅지 사이에 폴을 두고
     폴과 엉덩이를 최대한 가깝게 앉아 준다.

2   한 다리씩 폴 위로 올려 다리를 포인 후, 양 발꿈치를 폴 앞으로 대 준다.

3   양팔로 오금 뒤쪽 높이에 폴과 함께 감싸며 양쪽 팔꿈치를 잡아 준다.

Point

- 햄스트링 부상자는 불가능한 동작이니 패스하자.
- 이 동작을 하기 전에 햄스트링 스트레칭을 해 주자.
  (바닥에 앉아서 양다리를 모아 일자로 편 후, 앞으로 굽히기를 해 주면 도움이 된다.)

LEVEL 4

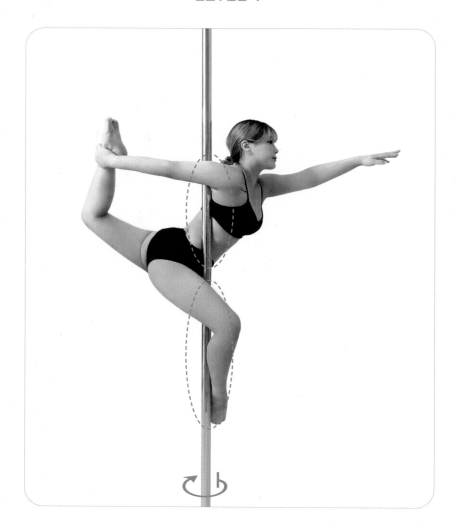

Tip +

- 무릎과 겨드랑이 간격이 너무 넓으면 오른 다리 빼기가 힘들다.
- 오른 다리가 폴 앞으로 못 빠져나올 때는 상체를 살짝 구부려 보자.

Ⓒ 오른 겨드랑이, 오른 옆구리, 오른 안쪽 허벅지부터 아킬레스건　👁 왼손

Ballerina Sit Attitude

09 발레리나 싯 어티튜드

발레리나가 앉아 몸의 균형 자세를 표현한 동작

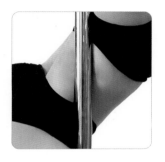 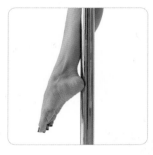 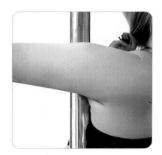

1 엔젤에서 왼손을 컵 그립으로 폴 앞에서 아랫배 쪽 위치로 잡아 준다.

2 왼손에 힘을 주며 왼 다리를 엉덩이 뒤로 보내 무릎을 접어 올려 준다.

3 오른손은 겨드랑이가 폴에 컨택되게 뒤로 보내서
  접고 있는 왼발등이나 왼 발목 안쪽을 잡아 준다.

4 왼손과 오른 겨드랑이에 힘을 주고
  오른 다리를 폴 앞쪽으로 아킬레스건이 닿게 빼 주며 포인한다.

5 다리가 완성되면 왼손을 얼굴 앞 높이로 뻗어 준다.

Point

· 오른 겨드랑이가 미끄럽지 않게 땀을 닦아 주거나 건조하지 않게 알로에를 발라 주자.

LEVEL 4

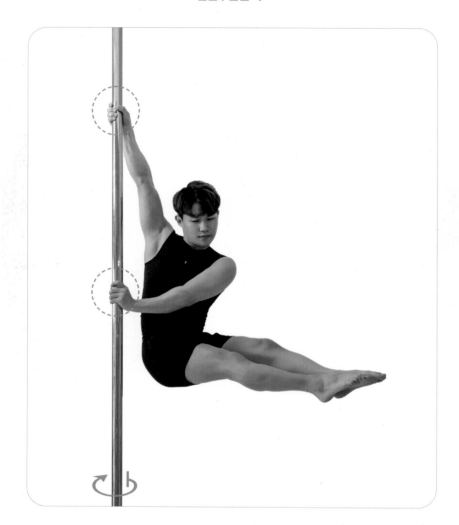

Chair Spin Pike

10 체어 스핀 파이크

다리를 모아 펴서 날카로운 창을 묘사한 동작

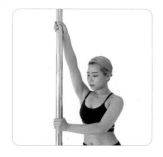 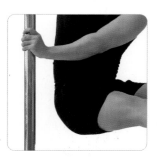

1
와이드 베이직 그립으로 플라잉을 하며 코어에 힘을 주어 폴 왼쪽으로
두 다리를 들며 무릎을 펴 모은 상태로 뻗어 준다.

2
몸을 폴 왼쪽으로 틀어서 양다리를 엉덩이 높이로 모아 포인해 준다.

LEVEL 4

Point

- 양다리는 무릎을 펴서 완전히 뻗은 상태로 바닥과 평행하게 만들어 보자.
- 코어와 허벅지 앞 근육에 힘이 필요한 동작이다.

LEVEL 4

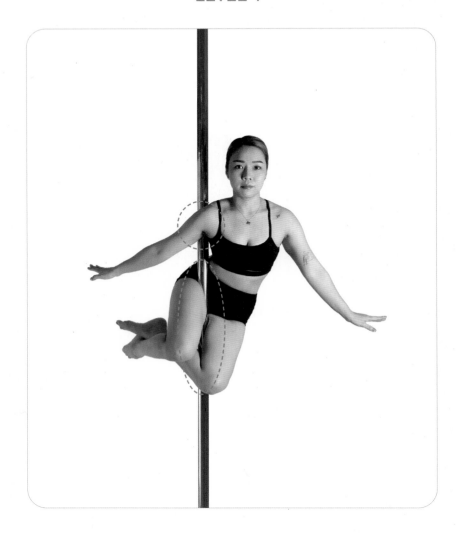

... Tip + ...

• 드랍은 최소 1m 떨어져야 한다.
• 허벅지가 너무 촉촉하면 쓸려서 아프고 너무 건조하면
  미끄러져 폴을 잡을 수 없다.

ⓒ 양쪽 허벅지 안쪽, 오른쪽 옆구리   👁 앞

11 싯티드 사이드 턱 드랍

옆으로 앉아 웅크리며 떨어지는 동작

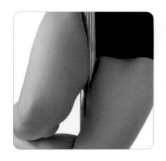 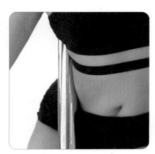

1 클라임에서 싯티드로 앉아 양다리를 포인하여 무릎에 힘을 줘서 뻗어 준다.

2 왼손 컵 그립으로 아랫배 위치로 폴 앞에서 잡고,
오른손을 떼서 상체를 폴 앞으로 나와 오른 겨드랑이로 폴을 끼워 준다.

3 상체는 유지하면서 오른발을 먼저 뒤로 접고, 왼발을 접어 양 발목이 교차되게 홀드시킨다.
이때, 양다리 접어 주는 동작이 동시에 이뤄져야 한다.

4 떨어지는 방법은 싯티드에서 양다리를 접을 때 양 허벅지를 살짝 폴에서 떼어 주는 것이다.

LEVEL 4

Point

· 처음에는 양다리를 살짝씩 벌리면서 미끄러지며 연습하자.
· 떨어질 때 바닥을 보면 무서우니 앞을 보고 하자.

LEVEL 4

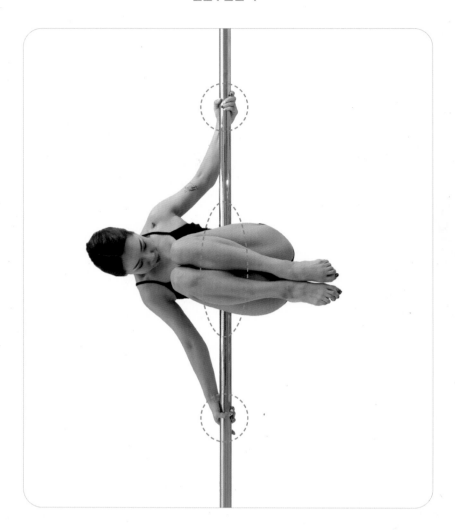

Tip +

• 허리를 곧게 세우면 배, 허벅지 컨택이 떨어질 수 있으니 웅크려서 말아 주자.
• 두 다리는 11자로 무릎을 모아 포인해 줘야 예쁜 동작이 완성된다.

Ⓒ 양손, 양 허벅지 앞쪽, 배   👁 앞

Cradle Spin Split Grip Tuck

12 크레들 스핀 스플릿 그립 턱

아기 침대처럼 웅크리는 동작

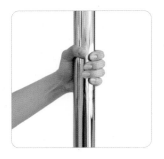 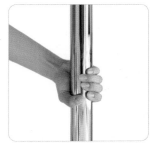 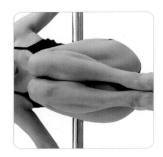

1 바닥에서 상체를 살짝 수그려 왼손을 구부려 머리 위로 잡고,
오른손은 무릎 높이 텀즈 다운으로 잡아 준다.

2 오른 다리는 발바닥을 닿고, 왼 다리는 까치발로, 상체는 가슴 위치에 폴이 오게 한다.

3 시계 방향으로 왼쪽에서 오른쪽으로 걷다가 오른발로 땅을 딛어 반동을 주고,
양다리를 모아 배 쪽으로 끌어당겨 허벅지와 배로 폴을 잡아 준다.
이때, 가슴 위치에 있던 폴이 배쪽으로 오게 상체를 밀어 준다.

4 배와 허벅지 컨택이 되면 상체가 기울어지지 않기 위해
오른손을 살짝 내려 바닥과 상체가 평행하게 만들어 준다.

Point

· 양손을 움직여 폴과 90° 각도로 유지해 주자.
· 뱃살이 있으면 좀 더 쉽게 할 수 있는 동작이다.
· 배를 컨택해 주는 과정에 힘이 과해서 골반뼈가 다칠 수 있으니 점프할 때 사뿐히 해 보자.

(LEVEL4 연속동작 활용법)

Routine 1 ....

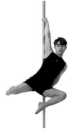

1

리버스 그립
바디 스피럴
p.141

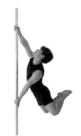

2

캐러셀 팽 스핀
p.139

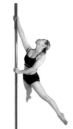

3

플라잉
p.83

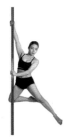

4

팅커벨 스핀
p.115

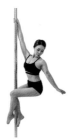

5

파이얼맨
클라임 업
p.85

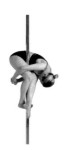

6

바우 포즈
p.69

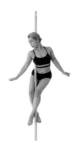

7

엔젤
p.71

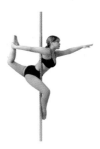

8

발레리나 싯
어티튜드
p.151

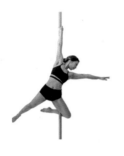

1

줄리엣 스핀
p.143

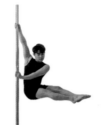

2

체어 스핀 파이크
p.153

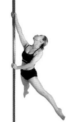

3

플라잉
p.83

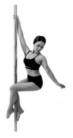

4

파이얼맨
클라임 업
p.85

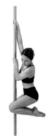

5

파이얼맨
체어 스핀
p.147

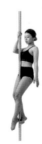

6

클라임
p.63

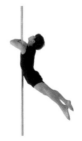

7

폴 허그 펜슬
p.135

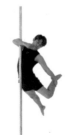

8

원 핸드
허그 펜슬 팟세
p.137

(ALL LEVEL 1분 연속동작 활용법)

Routine 1

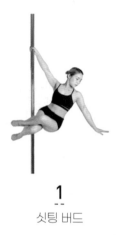

1

싯팅 버드

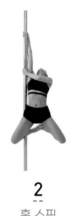

2

훅 스핀

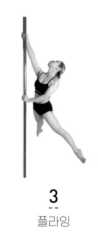

3

플라잉

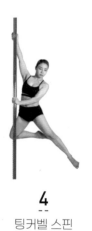

4

팅커벨 스핀

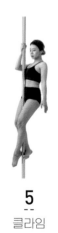

5

클라임

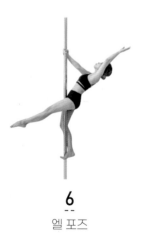

6

엘 포즈

▶ YouTube

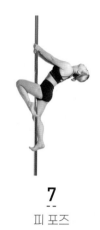

7

피 포즈

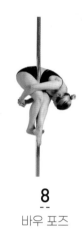

8

바우 포즈

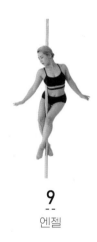

9

엔젤

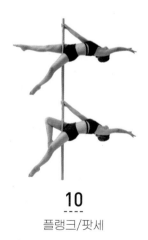

10

플랭크/팟세

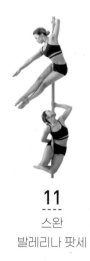

11

스완
발레리나 팟세

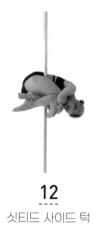

12

싯티드 사이드 턱

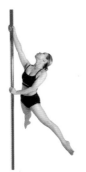

1

플라잉

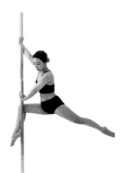

2

익스텐디드 레그 스핀

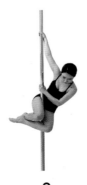

3

머메이드 스핀

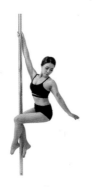

4

파이얼맨 클라임 업

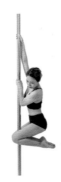

5

파이얼맨 체어 스핀

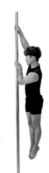

6

포어암 그립 펜슬

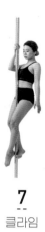

7

클라임

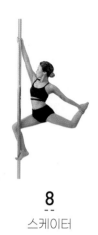

8

스케이터

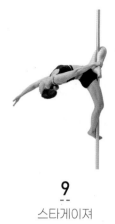

9

스타게이져

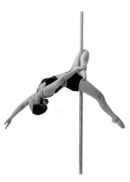

10

레인보우 브릿지

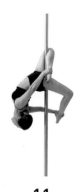

11

아치드 레인보우

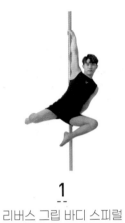

1

리버스 그립 바디 스피럴

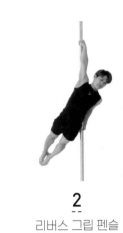

2

리버스 그립 펜슬

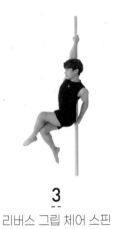

3

리버스 그립 체어 스핀

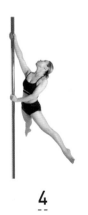

4

플라잉

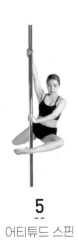

5

어티튜드 스핀

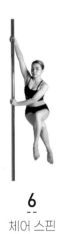

6

체어 스핀

► YouTube

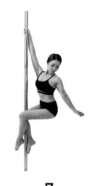

7

파이얼맨 클라임 업

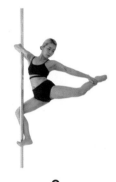

8

엘보 그립 스케이터

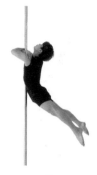

9

폴 허그 펜슬

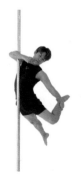

10

원 핸드 허그 펜슬 팟세

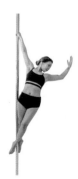

11

사이드 웨이

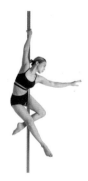

12

프레즐 스핀

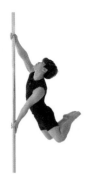

1

캐러셀 팽 스핀

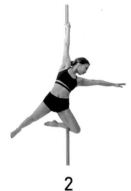

2

줄리엣 스핀

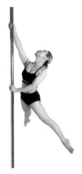

3

플라잉

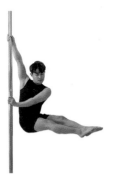

4

체어 스핀 파이크

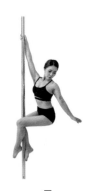

5

파이얼맨 클라임 업

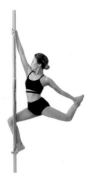

6

스케이터

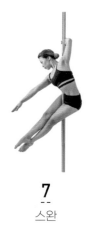

7

스완

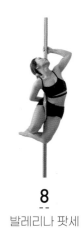

8

발레리나 팟세

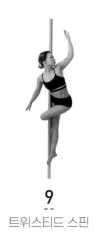

9

트위스티드 스핀

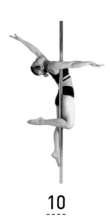

10

언더암 홀드

(Q&A)

Q 폴댄스는 야하다?!

폴 운동에는 폴 스포츠, 폴 아트, 이그조틱의 종류가 있는데 대중화되기 전, 클럽에서 봉을 잡고 흐느적거리는 봉춤이란 인식이 강해 야하다는 선입견이 있습니다. 또 운동 복장이 짧은 것도 관련돼 있습니다. 옷을 입으면 폴에서 미끄러지기 때문에 안전상의 이유로 운동 복장으로 봐주시면 됩니다.

Q 노출은 꼭 필요한가요? 옷 입고도 하던데요

아니요! 처음에는 반소매와 반바지만 입으셔도 충분합니다. 하지만 난이도가 올라갈수록 나시나, 탑, 짧은 반바지 입는 것을 추천합니다. 폴은 피부의 마찰이 필요하기 때문에 난이도에 따라 노출은 필수입니다. 옷을 입고 하는 사복 폴링은 일반적으로 폴링보다 약 2배 이상의 힘을 주고 타는 것입니다. 노출이 정말 싫은 경우 폴 전용 가죽 레깅스가 있으며, 가죽 레깅스도 싫다면 옷을 입고할 수 있는 실리콘 폴이 있으니 충분히 다양한 방법으로 폴을 배울 수 있습니다.

Q 봉이 혼자 도는 건가요? 사람이 돌리는 건가요?

폴은 고정식 폴과 회전식 폴 두 가지로 나누어져 있습니다. 회전식 폴은 처음에만 회전을 주면 혼자 폴이 돌아가고, 자세를 변환하면서 회전 속도에 가감을 줍니다. 고정식 폴은 손으로 잡아 돌리며 몸에 반동과 무게를 실어 스스로 회전을 주고 파워풀한 폴링을 보여 줄 때 사용합니다.

Q 폴은 어떤 걸로 닦아야 하나요?

시중에 폴 클리너를 판매하고 있는데 구매가 어렵다면, 일반적인 소독 알코올을 분사기에 넣어서 극세사 수건에 분사해 폴을 닦아 주시면 됩니다.

Q 폴댄스 하면 뭐가 좋아요?

근력이 약한 분들에게 근력 강화 및 코어 강화 운동이 되며, 몸의 유연성도 길러 주기 좋은 운동입니다. 유연성이 좋아서 폴댄스를 하는 사람보다 폴댄스를 배우며 유연성이 좋아진 사람이 많습니다. 또 성취감이 정말 강한 운동이라 자신감과 삶의 질을 높여 주는 장점이 있습니다! 매일 반복되는 지루한 루틴이 아닌 원하는 기술과 하고 싶은 기술로 나만의 루틴을 만들어 재미있게 운동할 수 있으며, 맨몸 운동이 아닌 폴을 활용하다 보니 몸매 라인이 다듬어져 아름답고 건강한 몸매를 가꿀 수 있습니다.

Q 폴댄스를 하면 살이 빠지나요?

무조건! 아닙니다. 정확히 말씀드리면 폴 스포츠는 무산소성 운동에 가깝습니다. 폴에 매달려 버티며 칼로리를 소모하는 방식입니다. 하지만 타 운동에 비해 단시간에 칼로리 소모가 크기 때문에 식단 조절과 병행한다는 전제 조건하에 단기간의 다이어트가 가능합니다. 폴댄스 다이어트 장점은 폴과 살의 마찰력 때문에 셀룰라이트 제거에 효과적이라 탄탄한 예쁜 라인이 만들어져 단순히 무게만 줄이는 다이어트가 아닌 건강한 다이어트를 할 수 있습니다.

Q 멍이 들거나 다치지는 않나요?

처음에는 자극되는 부위에 멍이 들 수도 있는데, 개인 살성에 따라 다릅니다. 한번 멍이 들었던 부위에는 멍이 사라진 이후에 멍이 잘 들지 않습니다. 초, 중급 과정은 높은 높이까지 안 올라가도 폴링이 가능합니다. 중급 과정부터는 안전 매트를 사용하기 때문에 큰 부상은 없습니다.

Q 살 쓸릴 때 안 아픈가요? 화상을 입나요?

폴 위에서 갑자기 떨어져서 브레이크를 거는 "드랍" 기술에 화상을 입을 수 있습니다. 점차 요령이 생기면서 마찰이 줄어 화상을 입지 않습니다. 또 폴 기술은 살과 마찰력으로 버티는 운동이라서 처음에는 폴에 부딪히거나 동작이 꼬이면서 살이 쓸리고 아플 수 있습니다. 하지만 같은 동작을 반복 연습으로 익숙해지면 아프지 않습니다! 실제로 1년 이상 폴댄서들의 피부를 보면 멍 자국이 거의 없고 깔끔합니다.

Q 근력이 없는데 폴에 매달릴 수 있을까요?

사람은 태어나면서 갖고 태어난 악력의 힘을 모두 가지고 있습니다. 그 힘으로 매달리기부터 시작하시면 가능하시고, 3초 매달려 버티는 걸 10번 하시면 5초도 버티는 힘이 자동으로 생깁니다. 믿고 도전해 보세요!

Q 유연성이 없어서 아주 뻣뻣한 각목인데 가능한가요?

처음부터 유연성이 필요한 폴 기술을 배우지 않습니다. 초급과정은 보통의 힘과 기본적인 유연성으로 가능하시고, 본 수업 전에 워밍업으로 스트레칭을 꾸준히 해 주기 때문에 조금씩 늘어나고, 맨바닥에서 하는 것보다 폴에 매달려 기술을 구사하다 보면 반 무중력 상태로 몸에 무리 가지 않으며 유연성을 기를 수 있다는 장점이 있습니다!

Q 폴댄스 남자도 하나요?

물론입니다. 현재 남자 선생님도 계시고 맨폴 수업 진행하는 학원도 많습니다. 폴은 전신 근력운동에 해당하기에 남자분들에겐 꼭 필요한 운동으로 추천합니다. 폴 스포츠는 기계체조의 일종이기도 하여 남자가 폴을 배울 시 여성들보다 더 파워풀하고 아크로바틱적인 기술을 배울 수 있습니다. 가로본능! 도전해 보시겠습니까?!

Q 나이가 많고 힘도 유연성도 없는데 할 수 있나요?

나이는 숫자에 불과하다! 열정만 있다면 할 수 있습니다. 실제로 40-50대분들도 전문가 과정을 수강하고 강사를 하는 경우도 있습니다. 폴댄스를 위한 운동 조건을 갖추고 오시는 분들은 아무도 없습니다. 매달리기부터 차근차근 초급단계를 밟아 나가면 누구나 아름답게 멋진 폴을 탈 수 있습니다.

Q 땀이 많은 체질이고 손에도 땀이 많은데 할 수 있나요?

손에 나는 땀은 송진이 포함된 땀 방지제(그립제)를 보통 사용하는데, 갓 그립, 엑스 드라이, 피디나인 등의 제품이 대표적입니다. 땀이 많은 사람에게는 동폴이 적합하고, 몸에 나는 땀은 오히려 그립감이 더 좋아지게 하는 경우가 보통이니 큰 걱정할 필요는 없습니다. 또한 그립제마다 손에 땀 양에 따라 맞는 제품이 있으니 잘 골라서 사용하시면 됩니다.

기술 찾아보기